KB119074

공황장애가 내게
가르쳐준__것들

공황장애가 내게
가르쳐준__것들

초 판 1쇄 2021년 06월 09일

지은이 윤정애
펴낸이 류종렬

펴낸곳 미다스북스
총괄실장 명상완
책임편집 이다경
책임진행 박새연, 김가영, 신은서, 임종익

등록 2001년 3월 21일 제2001-000040호
주소 서울시 마포구 양화로 133 서교타워 711호
전화 02) 322-7802~3
팩스 02) 6007-1845
블로그 http://blog.naver.com/midasbooks
전자주소 midasbooks@hanmail.net
페이스북 https://www.facebook.com/midasbooks425

© 윤정애, 미다스북스 2021, *Printed in Korea.*

ISBN 978-89-6637-923-1 03510

값 15,000원

미다스북스는 다음세대에게 필요한 지혜와 교양을 생각합니다.

공황장애에 무너졌던 심리학 박사의 이야기

공황장애가 내게 가르쳐준__것들

윤정애

지음

"

다시 들여다본 일기장,

그곳에는 내가 기억하는 것보다

훨씬 심각한 증상들이 적혀 있었다.

"

미다스북스

공황장애,
더 이상 당신을
두렵게 하지 않는다

삶은 나를 성장하게 하고 잘 살아가기를 두 손 모아 기도해준다. 아픔이 반가운 손님이 될 수 없지만 분명 통증을 견뎌낼 수 있는 면역이 내 안에 자라나게 한다.

공황 역시 결코 반갑지 않은 불치병처럼 어느 날 갑자기 나에게 찾아왔다. 심장의 통증은 내 가슴을 멍들게 했고, 꽤 오랜 기간 내 곁에 머물며 정신과

육체를 더욱 병들게 했다.

도망가고 싶어도 어찌나 내 곁에 바싹 달라붙어 있던지, 나는 그 공황이란 녀석과 친구가 되어버렸다. 그리고 공황은 내 인생을 써내려갈 수 있는 귀한 선물이 되었다. 나는 공황으로 아파하고 있는 당신에게 내 경험을 솔직하게 나누고자 한다.

공황은 너무 아파서 삶을 포기하고 싶었던 순간을 이겨내게 했고, 이제는 약 없이 건강한 생활을 할 수 있는 새로운 삶을 나에게 전해줬다. 감히 상상조차 할 수 없었던 일이다.

당신도 나처럼 힘든 시간을 보낼 것이라 생각한다. 지금 이 순간을 잘 견뎌보라고 전하고 싶다. 분명히 당신도 나처럼 새로운 삶을 맞이할 수 있을 것이라 확신한다.

인생은 상황에 따라 순간순간, 매분 매초 변화한다. 그 상황에 적응하기란 쉽지가 않다. 인간관계에서 오는 갈등도 풀어내기가 어렵고, 삶에 주어지는 희로애락과 섞인 과제들도 매번 난감한 상황을 전한다.

인생을 잘 풀어갈 수 있는 매뉴얼이라도 있으면 좋으련만 우리들 각자가 짊어진 삶의 무게도, 삶의 과제도 다양하기에 누구도 정답과 같은 지침서를 전하기가 어렵다.

우리가 살아가는 오늘은 기적과도 같다. 매 순간이 깨달음을 전해주고 그 안에서 우리는 성숙해나간다. 모든 것이 내 뜻대로 순조롭다면 과연 우리 인생은 어떨까? 나는 기꺼이 'No'라고 말하고 싶다.

어릴 적 자전거를 혼자서 배웠다. 내 나이보다 키가 큰 자전거를 올라타고 이리저리 넘어지며 균형 잡는 법을 터득했다. 자동차 운전도 똑같았다. 속도를 내고 줄이는 방법을 몰라 신호등에 부딪힌 경험도 있고, 다른 차에 충돌해본 경험이 있다. 지금도 마찬가지일 것이라 생각한다.

나는 인생이라는 멋진 벤츠에 올라탔다. 기어를 조작하는 것도 미숙하고, 이 고급 세단에 맞는 속도를 내는 것도 겁이 난다. 하지만 벤츠의 핸들은 내 손안에 있다. 마음만 먹으면 어디든 내가 원하는 곳으로 무한 질주할 수 있는 용기도 있다. 이 순간만큼은 자신감으로 충만하고 강렬한 느낌이 나를 숨 쉬게 한다.

공황장애가 나를 가두고, 우울증에 숨 못 쉬던 고달픈 삶의 터널을 지나왔다. 잠시 지나야 하는 터널일 뿐이었다. 의미 있는 경험이다. 그것을 내 가슴에 새길 때 나는 더욱 용기로 가득해지는 것을 느낀다.

　나는 여전히 세상을 향해 뻗어 있고, 내가 아파봤기 때문에 당신을 도울 수 있다. 간절한 마음으로….

목차

4장

공황장애에 대한
가장 확실한 처방전

5장 ——————————— 공황과 우울이
가져다준 선물

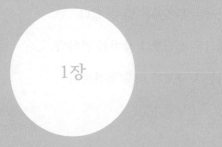

1장

혹시 나도
공황장애?

혹시 나도 공황장애?

평범한 저녁 시간이었다. 가족들과 저녁 식사 후 소파에 누워 편안히 휴식을 취하고 있었다. 무언가 내 몸에 이상 신호가 나타나기 시작했다. 목을 타고 커다란 돌멩이가 가슴까지 굴러다니는 듯했다.

'이건 뭐지?'

처음 겪어보는 통증에 당황스러움과 공포가 밀려왔다. 내가 할 수 있는 건 아무것도 없었다. 머릿속이 하얘져 어떤 판단도 내릴 수 없었다. 그 순간에

드는 생각은 하나였다.

'나 이렇게 죽는 건가? 숨 쉬는 근육에 마비가 오고, 난 허무하게 이렇게 죽음을 맞이하는구나!'

그동안 내가 배워온 학술적 지식도 아무 소용이 없다. 이건 심폐소생술도 불가항력이라 여겨진다. 거실에 있는 남편을 부른다.

"여보, 나 죽을 것 같아. 팔다리에 마비가 오고, 숨이 쉬어지지 않아요."

달려온 남편은 아무것도 내게 해줄 것이 없다. 숨을 편안히 쉬어보라는 주문밖에… 남편도 능력의 한계를 느낄 뿐이다.

평범했던 일상이 한순간에 거대한 파도에 휩쓸린 듯 아수라장이 되었다. 숨을 고르게 쉬어보고자 애를 쓰고 남편이 나의 팔다리를 주무르며 도움의 손길을 주어도 쉽사리 몸이 정상의 상태로 돌아오지 않는다. 갑작스러운 숨막힘과 불안 그리고 신체적 증상을 이겨내기에는 그 공포감이 이루 말할 수 없이 컸다.

원인이 무엇일까? 1년에 한 번도 병원에 가지 않을 정도로 건강했던 내가

공황장애가 내게 가르쳐준 것들

갑작스럽게 이런 상황에 접한 까닭이 무엇이란 말인가? 뇌졸중? 아니면 뇌종양? 아니면 심근경색? 그냥 머릿속에 스치듯 떠오르는 관련된 질환들을 연결하여 내 진단을 스스로 내리고 있다. 의사도 아닌 내가 마치 의사인 양 말이다.

지나고 생각을 해보니 난 직장에서의 극심한 스트레스로 매우 괴롭고 힘든 날들이 연속적으로 이어지는 시간을 보내고 있었다. 그래도 나 자신에게 '누구나 이 정도 스트레스는 받으며 힘겨움을 이겨내지.'라고 되뇌며 긍정적인 사회인이 되고자 마인드컨트롤을 하며 살았다.

하지만 나의 뇌에서 판단하고 생각하여 내리는 결론과 몸에서 나타나는 신호는 어긋났다. 견디다 못해 나의 몸이 그 신호를 보내온 것이다. '너의 한계는 여기까지야. 지금까지 너무 힘들었지만 잘 견뎌왔어. 이제는 더는 스스로를 힘들게 묶어두지 마.'라는 마음속 울림이 나를 달래왔다.

나는 작업 치료학 학사 전공 후, 인간의 정신건강과 심리학에 관심이 많아 박사 학위를 재활 심리학으로 취득했다. 교수로 임용된 후 대학에서 심리학을 비롯해 정신의학과 상담 심리학을 교육하고 있다.

인간의 심리에 대해 공부했고, 교육자인 내가 정신과 질환으로 진료를 받는다는 것이 처음엔 정말 용기가 나지 않았다. 신체적 질환이나 사고도 아니고, 정신적 영역의 문제로 치료를 받아야 하는 상황이 마치 나 자신이 뭔가 부족하고 무책임한 것처럼 느껴지기도 하고, 자격 없는 교수처럼 느껴졌기 때문이다.

공황 증상은 시간이 갈수록 반복되는 빈도가 늘어갔다. 반복되는 횟수만큼이나 심리적 불안은 더욱 커지고 생활을 유지하지 못할 만큼 이어졌다. 결국은 병원에 가야 하는 상황까지 이르렀다.

하지만 마음 한편으로는 나 자신을 질책하고 있었고 원망도 가득했다. 그리고 상상을 했다. 나는 움츠린 채 한가운데 앉아 있고, 학교의 다른 교수님들과 학생들이 나에게 손가락질하는 비참한 모습을 머릿속에 그렸다.

'아, 나는 그냥 이렇게 죽어야 하는 것인가? 아니면 용기 내어 병원을 찾아야 하는 것인가?'

난 후자를 선택하기로 결정했다. 다음 날 용기를 내어 문턱이 그리도 높게만 느껴지던 정신건강의학과를 찾았다. 자율신경계 검사와 설문지를 비롯한 심리 검사가 이어졌다. 물론 내가 알고 있는 검사지들도 있다. 하지만 이 순간만큼은 교육자가 아닌 환자가 되어 있다.

다음으로 주치의 선생님과의 심층 면담이 이루어졌다. 결과는 전혀 예상하지 못한 진단이 나왔다. 담당 주치의는 정확한 나의 진단이 외상 후 스트레스 증후군(Post Traumatic Stress Disorder, PTSD)과 유사한 적응장애(Adjustment Disorder)라고 말하였다. 적응장애는 특정 스트레스 요인에 의해 발생하는 정신과적 질환이다.

내 경우는 적응장애가 공황(Panic Disorder)으로 발전한 케이스였다. 그동안 정신의학 수업을 하며 수없이 들어왔고 이해했다고 자만했던 결과가 고스란히 나의 진단명이 되었다.

나는 눈앞이 깜깜해지고 막막해지는 느낌을 받았다. 나 하나도 관리하지 못하는 사람이 무슨 학생들을 교육한다고, 무슨 교수를 한다고… 그렇게 나를 탓하고 질책하는 자책이 시작되었다.

'내 탓이오. 내 탓이오. 모두 내 탓이옵니다.'

성당에서 으레 내 가슴을 주먹으로 치며 읊어왔던 내 탓이 제대로 나에게 돌아온 것이다.

우리는 누구나 삶을 살아가며 작고 큰 여러 가지 스트레스를 경험한다. 때로는 인간관계 안에서의 갈등으로 언성을 높이게 되는 상황도 생기고, 대부분은 마음속에 담아둔 채 인고의 시간을 견뎌야 하는 억누름의 시간을 보내기도 한다.

적절하게 싸울 때 싸울 수 있어야 하고 피할 줄도 알아야 한다. 그것이 생존을 위한 현명한 방법이다. 나의 경우는 사회생활에서 적절히 대처할 줄 모르는 시간이 늘어나며 내 몸 안에서 스트레스 반응을 견뎌내지 못한 것이다. 정확히 표현하자면 극복하지 못한 결과이다.

생각을 해보니 식사 후 체하는 경우도 많아 자주 소화제를 복용하곤 했다. 멍하니 앉아 있다 한숨을 내뱉는 시간도 늘어났었고, 머릿속은 많은 생각들로 가득 채워져 두통도 자주 있었다.

나는 내 몸에서 보내온 신호들을 무시한 채 하루살이처럼 '그저 오늘을 잘 살면 되는 거야'라는 생각으로만 스트레스를 쌓아오며 병의 증상들을 만들어왔던 것이었다.

병원 진료를 마치고 처방된 일주일 분량의 약을 받았다. 약을 바라보고 있자니 마음속에 요동치는 복잡한 생각들이 혼란스러움을 가중했다.

누구나 살아가며 아플 수 있고, 발전한 의학기술로 성공적인 치료도 가능한 세상을 살고 있다. 하지만 정신적 질환의 경우 그 원인에 대한 요인을 찾는 것이 무척 중요하다. 또한, 요인이라고 하는 것이 트라우마나 갑작스러운 사고에 의한 충격일 수도 있고, 과거로 거슬러 올라가 심층적인 분석이 필요한 요인도 있다.

나의 경우는 어떤 원인에 의해 병이 생기게 된 것일까? 그리고 앞으로 치료는 얼마나 소요될까? 진단된 결과에 대해 받아들이기가 힘들었다. 하지만 건강한 삶을 다시 회복하려면 치료는 반드시 해야 했다.

병원 문을 나서며 다시금 생각했다.

'나, 공황장애?'

나도 혹시 공황장애?

2013년 미국 정신의학회에서 발표한 정신질환 통계편람(DSM-5)에 의하면 공황장애는 불안장애의 하위 정신질환에 포함된다. 자신의 증상을 체크하는 것이 중요하다. 이해를 돕기 위해 공황장애를 진단하고 임상적 양상에 해당

이 되는 증상들을 제시하고자 한다

예상하지 못한 공황발작이 반복적으로 일어난다. 공황발작은 극심한 공포와 고통이 갑작스럽게 발생해 수분 이내 최고조에 이르러야 하며 그 시간 동안 다음 중 네 가지 이상의 증상이 나타난다.

1   호흡이 가빠지거나 숨이 막히는 듯한 느낌이 든다.

2   어지럽고 휘청휘청하거나 졸도할 것 같은 느낌이 든다.

3   맥박이 빨라지거나 심장이 마구 뛴다.

4   손발이나 몸이 떨린다.

5   땀이 난다.

6   누가 목을 조르는 듯 질식할 것 같은 느낌이 든다.

7   메슥거리거나 토할 것 같다.

8   딴 세상에 온 듯한 느낌이 들거나 내가 아닌 듯한 느낌이 든다.

9   손발이 저릿저릿하거나 마비되는 느낌이 든다.

10   화끈거리는 느낌이나 오한이 든다.

11   가슴 부위에 통증이나 불편함을 느낀다.

12   죽을 것 같은 공포를 느낀다.

13   미칠 것 같고 극단적인 기분이 들거나 스스로 자신을 통제할 수 없게 될 것 같은 두려움을 느낀다.

02

연예인이 아닌데
나에게도 공황이 찾아왔다

아…. TV에서 많은 연예인이 그리도 고통받고 힘들어한다는 공황장애가 연예인도 아닌 평범한 나에게 왜 생겨난 것일까? 그동안 학생들 앞에서 수업하며 이론적으로 알고 있던 진단적 증상들이 내 몸에 그대로 나타나고 있다는 것이 믿기지 않았다.

연예인들은 대중 속에 비추어지는 삶에서의 스트레스가 과도하여 공황이 생길 수 있을 것이라는 막연한 추측을 해본 적이 있었다. 그런데 나는 연예인이 아닌 대학의 교수이다. 나는 아주 평범하다고만 생각했었다. 하지만 나처럼 평범한 사람에게도 공황은 갑작스럽게 쓰나미처럼 예고 없이 찾아올 수 있는 병이란 걸 알게 되었다. 힘겨움은 서서히 나의 삶으로 파고들고 있었다.

공황장애는 불안장애의 한 종류이다. 그렇다면 연예인을 비롯한 우리에게 왜 불안이 발생하는 것일까? 그리고 불안 앞에서 우리는 왜 그리도 취약한 것일까? 인간에게 '통증'은 생존을 위한 필수적인 신호이다. 아픈 신호를 감지해야 대처할 수 있고, 피할 수 있다. 마찬가지로 불안 역시 그러하다. 우리의 생명이 만들어지는 순간부터 인간은 '생존'을 위해 뇌가 필사적으로 반응하게 되어 있다. 엄마의 자궁 안에서 태아가 형성되는 순간부터 자신의 존재를 느끼고, 사랑받기를 기대한다. 즉, 태아는 자신의 신체 기관이 만들어지기 이전에 이미 '마음'이라고 하는 감정의 반응이 먼저 만들어지는 것이다.

사랑에 대한 갈망은 인간의 본능이다. 사랑을 통해 인간 스스로 생존 방법을 배워가는 것인지도 모른다. 사랑이라는 감정은 편안함과 안정감을 주고 영, 유아기를 거치며 성격에도 많은 영향을 준다.

사랑을 받고 자란 아이는 타인에 대한 신뢰에도 긍정적으로 반응한다. 마음의 상처 회복력 또한 긍정적이다. 하지만 반대의 환경에서 자란 아이의 경우 부정적 정서와 심리적 왜곡을 가질 수 있다. 우리가 삶을 살아가며 느끼는 다양한 감정들은 긍정적 정서보다는 부정적인 정서가 더 많다. 긍정적 감정은 당연하게 여기거나 쉽게 지나치는 반면, 부정적인 감정은 마음속에 쌓이고 쌓여 결국은 트라우마를 남긴다.

선행적 경험을 통해 남겨진 트라우마는 사라지는 것일까? 아니다. 뇌의 기억회로에 저장되어 언젠가는 폭발하거나 예민하게 반응할 수 있는 시한폭탄이 될 수도 있다. 옛말에 '자라 보고 놀란 가슴 솥뚜껑 보고 놀란다.'라는 말이 있다. 나는 이 말에 대해 어릴 적 경험이 나에게 가져다준 공포에 대해 말하고 싶다.

초등학교 3학년쯤 무렵이다. 강원도 원주에 있는 큰집에 놀러 갔다가 사촌 언니들과 들길을 지나는데 수백 마리의 메뚜기 떼가 순식간에 내 몸 주변을 둘러싸고 공중으로 뛰어오르며 달려들던 경험이 있다. 그때 이후로 나는 곤충에 대한 공포(phobia)를 가지고 살아왔다. 더듬이가 있고 다리가 얇으며 날개가 있어 언제라도 나에게 쉽게 다가올 수 있는 곤충들에 대해 말로 표현할 수 없을 만큼의 공포감을 느낀다.

곤충만이 이런 트라우마를 남기는 걸까? 사회 안에서 사람들과의 관계, 가정 안에서 만들어진 아픈 상처들… 세세한 경험과 기억들이 나를 더욱 민감하게 하고, 유사한 자극에 예민하게 반응하게 하는 악순환의 고리를 만드는 것이다.

연예인들이 유독 공황장애가 더 많은 이유는 대중들의 시선과 노출을 의식해 다양한 가면을 써야만 하는 직업이기 때문이다. 자신의 감정이나 사생활에 대한 부분도 대중들이 원하는 모습으로 보여야 하는 어려움도 한몫하지 않을까 생각한다.

연예인은 아니지만 나 역시 공인이다. 학생들 앞에 서야 하는 교수자로서 또 사회적으로 요구되는 교육자가 갖춰야 하는 이미지 역시 공황을 유발한 요인 중 하나이다.

사회라는 구조적 틀과 조직이라는 위계적 질서 안에서 나는 진실을 외면해야 했고, 정의를 부르짖을 수 없었다. 그것이 가장 큰 원인으로 내 마음을 병들게 했다. 사회는 안정적인 흐름을 좋아한다. 조직도 역시 그렇다. 그래서 가끔은 진실이 거짓이 되고, 약자는 마음에 멍이 들고 상처와 흉터를 남긴다.

나 역시 가면을 써야 했다. 수업할 때면 아무 일 없는 듯 웃으며 학생들을 마주해야 했다. 직장 내에서 동료 교수님들과 마주칠 때 역시 애써 미소 지어야 했다. 퇴근 후 집에 오면 가면을 벗고 힘든 내 모습으로 돌아왔다. 그러니 함께 사는 가족은 얼마나 힘들게 심적 고충을 겪었을까?

그렇게 3, 4년의 세월이 흘렀다. 지나온 시간만큼이나 마음속의 상처는 더욱 곪은 듯했다. 내 안에 내가 없다고 느꼈다. 그리고 더 가면을 쓸 만큼의 기력도 없어졌다. 마치 벼랑 끝에 선 듯한 위태로운 내 모습을 바라보는 마음이었다. 세상을 떠나버리고 싶은 충동도 들었다. 사람들을 대면하는 것이 힘들었다. 내 마음의 아픔들을 외면하고 덮어둔 결과였다. 그런 시간이 반복되어오며 더욱 상처가 커져만 갔고, 더는 감당하기 어려워졌다.

다시 병원을 찾았다. 의사 선생님은 입원을 권유했다. 나 역시 세상으로부터의 쉼이 필요했다. 그렇게 처음 정신과 폐쇄 병동에 입원했다. 모든 게 낯설었다. 핸드폰은 당연히 소지할 수 없었고, 볼펜도 자살 위험이 있다고 하여 사인펜 하나만 가지고 있어야 했다. 책은 세 권까지만 허용되었다. 처음엔 이런 규제들을 받아들이기 어려웠다. 담당 레지던트 선생님이 이런 말씀을 건네셨다.

"환자분~ 좀 답답하다고 느끼실 수 있을 거예요. 하지만 세상으로부터 안전하게 보호하려는 이유이니 편안한 마음 가지시면 될 것 같아요."

나는 모든 것을 편안히 내려놓기로 마음먹었다. 자발적인 입원이었기 때문에 퇴원은 언제라도 내가 원할 때 즉시 가능한 상황이었다. 입원 후 며칠을 안정된 상태로 보내고 다시 통원치료를 시작했다.

퇴원 후 집에 돌아와 얼마 동안은 심리적 안정감을 느낄 수 있었다. '아~ 입

원하여 집중적으로 치료한 효과가 이렇게 나타나는구나!'라고 안도의 마음을 가졌다. 하지만 하루 이틀 시간이 지나며 다시 불안감과 함께 공황은 또다시 시작되었다.

일상이라고 하는 생활 속에 노출되다 보니 잠재된 상처와 시시때때로 요동치는 두려움은 나를 무기력한 상태로 몰아넣었다. 시간이 지날수록 대인기피와 부정적 자아감은 커져만 갔다.

상태가 심각해지는 가운데 나는 궁지에 몰린 작은 생쥐가 된 듯했다. 지금, 이 상황에 대한 변화가 절실히 필요하다고 생각했다. 어느 순간 나에게 생존본능이 발동하기 시작한 것이다.

"내가 아픈 건 나의 잘못이 아니야. 그런데 언제까지 이렇게 아픔을 끌어안고 바보처럼 굴래?"

내 가슴에서 울려 퍼지는 메아리였다. 나를 소중한 사람으로 존중하고 싶었다. 어두운 아픔에 갇히어 시간을 소비하는 바보가 되고 싶지 않았다. 그리고 나는 살아야 했다. 아니 살아내는 것만이 아니라, 멋지게 다시 비상하고 싶어졌다.

공황이 찾아오고
나는 공포를 느꼈다

한 번 시작된 공황은 시도 때도 없이 반복되었다. 어느 날은 식은땀과 함께 어느 날은 심장의 두근거림으로, 어느 날은 죽을 것 같은 두려움으로 그야말로 종잡을 수 없을 증상들이 나를 괴롭히기 시작했고 나는 공포감에 사로잡혀 아무것도 할 수 없는 허수아비가 된 느낌이었다.

인간에게 나타나는 '공포'란 신체적으로 느낄 수 있는 지극히 정상적인 반응이다. 공포반응을 통해 나를 보호할 수 있고 위험에서 생존할 수 있다.

하지만 공황장애의 대표적인 증상인 공포는 아무런 자극이 주어지지 않았는데 심장이 쿵쾅거리고, 호흡의 어려움 등 다양한 신체적 증상들을 동반하게 된다. 공황으로 인해 나타나는 증상도 여러 가지 양상으로 나타나듯이 공포를 느끼는 요인 또한 다양하다.

예를 들어, 신체에서 보내는 경고 메시지를 무시하거나 억누르는 습관들도 공포를 유발할 수 있다. 이런 경고 신호는 소화불량, 근육경련, 갑작스러운 기억력 저하, 무기력 등의 현상이다.

나의 경우는 위와 장에 과민한 증상들이 빈번하게 발생했다. 자주 소화제를 복용해야 했고, 단순히 체한 끼가 있다고 가볍게 넘기곤 했다. 그뿐만 아니라, 갑작스러운 근육경련과 근육 마비는 신경계 손상에 대한 의심까지 들게 했다. 그다음으로 나를 가장 힘들게 했던 것이 무기력 증상이다. 학생들 앞에서 늘 열의를 가지고 수업을 했던 나는 어느 순간부터 심장 통증과 현기증에 대한 예기불안으로 시달리곤 했다.

불안감이 반복될수록 무기력과 우울 증상은 더욱 큰 좌절감을 가져왔다. 신체적으로 반복되는 경고 반응들이 거듭될수록 부정적인 생각과 비관적인 인식을 만들었다. 이런 비관론적인 생각이 생활 속에 가져다주는 변화는 상당하다. 새로운 일에 대한 도전을 멈추게 하고, 일을 지속하는 지구력 또한 저조하게 만들었다.

실제로 과거에는 바쁜 틈틈이 연구하고, 책을 번역하기도 또는 전공 도서의 저자로 참여를 하기도 했었다. 하지만 공황이 시작된 후 계획서까지 다 제출한 연구를 완성하지도 못하였고 그다음부터는 자신감마저 상실했다.

인생의 부정적인 경험이 거듭되면 우리의 뇌는 어떤 변화를 가져올까? 뇌에는 신경 가소성이라는 게 있다. 새로운 경험과 활동이 다양해지면 뇌 안에 새로운 신경세포의 시냅스를 만들고 그만큼 두뇌의 기능은 긍정적인 방향에서 더욱 활발한 결과를 보이게 된다. 이는 더 나은 삶을 살게 되는 좋은 기회를 가져온다. 그런 성공적인 경험을 통해 성취감을 느끼고 긍정적인 감정의 자극이 심리적이고 신체적인 기능에 좋은 영향을 미친다.

문제는 공황을 앓고 있는 환자의 경우다. 앞에서도 언급하였듯이 성공의 기회보다 실패의 경험이 반복되고 부정적인 자기 신념을 갖게 될 확률 또한 높다. 이런 부정적인 사이클의 반복적인 경험은 세상을 바라보는 시각과 삶을 살아가는 방식에도 건강하지 않은 선택을 할 가능성을 높인다. 뇌는 더욱 부정적인 인식이 확장됨에 따라 우울증이라는 심리적 건강의 문제를 만든다.

뇌는 공포를 기억하고 증상을 저장한다. 공포반응은 항상 다이너마이트처럼 나를 숨죽이게 했다. 언제 폭발할지 몰라 긴장감과 초조를 가진 채 생활해야 했고, 심리적 위축으로 인해 내 삶도 서서히 변하고 있었다.

가족들과의 대화도 줄어들었고, 부모님을 찾아뵙는 횟수도 줄었다. 한번은 퇴근길 운전 중에 목 부위에서 마비 증상을 느끼고, 그대로 차를 멈춰 세웠다. 그 순간은 마치 내가 갑자기 의식을 잃거나 다른 차를 들이받을 것만 같은 공포감에 또다시 머리부터 식은땀이 흘러내렸다. 카 레이싱을 하고 싶어 할 만큼 운전을 좋아하고, 스피드도 즐겼던 내가 공황과 공포를 반복하며 운전 공포증까지 생겨난 것이다.

이런 증상들로 대형 승용차를 더 이상 운전할 수 없었고, 난 뚜벅이가 되어 한여름 뜨거운 햇살을 맞으며 왕복 3시간 거리의 출퇴근길을 대중교통을 이용했다. 물론 두 달쯤 지났을 무렵 남편의 권유로 아주 작은 경차를 구매했다. 마음만 미니멀해진 것이 아니라, 차 마니아인 내가 운전할 수 있는 차량의 종류도 자연스레 미니멀을 선택하고 있었다.

누구나 불안을 느끼듯이 공포감 역시 살면서 언제든 경험할 수 있는 감정이고 반응이다. 우리 마음속에 삶에 대한 무게와 의지가 그 삶을 이끌기 위해 때로는 두려움을 느끼게도 한다.

두려움은 부정적 심리 상태라고 단정할 수 있을까? 불안은 어떠한가? 그리고 공포감은 어떤가? 생활 속 스트레스나 특정 상황 요인에 따라 발생할 수 있는 심인성 정서 상태이다. 외부적으로 표출되는 신체적 장애가 아닌 이유로 정확한 수치로 제시할 수는 없지만, 현대를 살아가는 사람들 대부분이 이런 심인성 장애로 고통받고 있다고 생각한다. 특히, 2020년 전 세계를 휩쓴 '코로나19'로 인한 정신적 트라우마나 공포감은 이루 말할 수 없을 것이다.

하지만 우리 인간은 '적응의 동물'이다. 영장류 중 최고의 지적 기능을 가진 유일한 존재로서 새로운 상황이나 위험에 대해 재빠르게 대처할 수 있고, 문제 해결을 위한 최선의 방책도 구상할 수 있는 위대한 생명체이다. 그건 예측하는 것이 가능하고 특별한 상황일 때 더욱 효과를 발휘한다.

공황장애의 경우는 다를 수 있다. 공황과 공포가 환자를 두렵게 하는 가장 큰 이유는 예측이 되지 않는 불특정한 상황과 증상들의 발현이 공포감을 확장하는 원인으로 작용할 수 있기 때문이다. 대부분의 공포감은 1시간 이내로 사라진다. 그렇다고 심리적 상태가 갑자기 평온해질 수는 없다.

불안과 공포에 대한 감정을 담당하는 뇌 부위는 편도체(Amygdala)와 해마(Hippocampus)이다. 편도체는 공포를 감지하고 조절하는 대표적인 뇌 부위로 위험에 대한 생존 대처에 활성화되는 기능을 담당한다. 바다의 말이라고 하는 해마 모양을 가진 뇌 부위가 있다. 해마는 기억의 중추이다. 공황장애 환자에게서 나타나는 공포반응은 편도체와 해마는 그 조절력을 잃고 기능 저하를 가져오게 된다.

감정도 전염이 된다는 말이 있다. 공황장애 환자가 있는 가족들은 그렇지 않은 가정에 비해 발생률이 더 높다고 전해진다. 정말 끔찍한 일이 아닐 수 없다.

실제로 나 역시 그렇다. 공황장애가 시작되고 3년 이상의 긴 시간을 앓아오면서 가족들의 불안감도 같이 늘어만 갔다. 남편은 늘 노심초사하며 항상 안테나를 세워 내 생활을 점검하기 시작했다. 남편의 마음은 충분히 이해하지만 때로는 내가 자식이 아니라 아내라는 사실을 망각하는 듯했다. 그로 인해 부부싸움도 잦았다. 아들 역시 불안이 심해져서 정신과 약을 복용하고, 상담 치료를 받았다.

가족들에게 못할 짓을 하는 것 같았다. 이 길고 긴 터널을 지나 공황장애란 병에서 이제는 그만 벗어나고 싶었다. 간절하고도 간절했다. 나의 건강을 되찾기 위해서, 그리고 가족들을 사랑하는 아내이자 엄마로서 나는 다시 용기를 내고 도전을 한다. 오늘 하루의 도전이 나를 살게 하고, 세상을 살린다. 나는 아주 중요하고도 소중한 경험을 하고 있었다.

공황장애,
수도 없이 응급실을 찾았다

증상이 시작되면 걷잡을 수 없을 만큼 순식간에 공포 속에 나를 가두었다. 숨이 쉬어지지 않고, 팔과 다리에 마비가 올 때도 있었다. 그 순간은 차라리 죽는 게 나을 정도로 무섭고 가슴이 떨려왔다. 119를 부를 만큼의 시간적 여유도 없었다.

남편이 급히 차를 몰아 종합병원 응급실을 찾았다. 심전도와 기본적인 검사들이 끝나자 부정맥 소견이 보인다고 했다. 응급실 당직 의사는 심장 관련 정밀 검사를 받으라는 소견과 함께 협심증 환자에게 처방하는 니트로글리세린이라는 혈관 확장제 약을 처방해주었다. 혀 아래 넣고 서서히 녹여서 흡수를 시키는 약이라고 한다. 신기하게도 협심증이 아닌 내가 그 약을 복용 후 마비됐던 근육이 서서히 풀리기 시작했다. 경직된 근육을 이완시켜주는 수액을 맞고, 한 두어 시간 경과하자 언제 그랬냐는 듯 컨디션을 회복했다.

공황장애로 병원을 찾는 사례는 흔하게 매스컴을 통해 접한다. 환자는 갑작스러운 호흡 곤란과 심계 항진으로 공포를 느끼고, 마치 정해진 수순처럼 응급실을 찾는 도리밖에 없다. 일반적으로 병원에서의 기본적 절차는 바이털 사인 체크, 혈액 검사, 심전도 검사다. 이후에 CT 내지는 MRI를 검사하기도 한다. 하지만 나오는 결과는 '이상 없음'의 소견이 대부분이다. 의사는 환자의 신체화 증상으로 소견을 내기도 하고, 심장에 대한 정밀 검사를 권유한다.

그동안 내가 공황을 앓게 된 후 경험했던 내용들이다. 3년 전쯤의 기억이다. 시부모님을 모시고 형제들이 모처럼 시간을 내어 제주 여행을 떠났다. 출발하는 비행기 안에서 기분 좋게 서로 사진도 찍어주고 셀카를 찍어대며 여행의 즐거움을 만끽했다. 가족들과 제주 오겹살에 맥주 한잔 마시며 서로 살아가는 삶의 이야기꽃을 피우고 편안한 하룻밤을 보냈다.

이튿날 마라도 짜장면을 먹기 위해 아침부터 서둘러 배를 타고 섬으로 들어갔다. 맛있게 짜장면을 먹고, 마라도 섬을 산책하며 거닐었다. 서로 사진을 찍어주기도 하고, 각자 부부끼리 모처럼 데이트하는 마음으로 광활한 바다도 바라보며 힐링의 시간을 보냈다.

이후 다시 제주로 돌아가기 위해 선착장 근처에 도달했을 무렵 이미 섬에 들어왔던 관광객들이 배를 타기 위해줄을 서 대기 중이었다. 우리는 여전히 못내 아쉬운 마음에 제주 현무암으로 된 담벼락을 배경으로 사진을 찍고 있었다.

아⋯. 그런데, 이건 또 처음으로 겪는 증상이 시작되었다. 현기증이 나며 식은땀과 함께 금방 혼미하게 정신 줄을 놓을 것만 같은 증세였다. 나는 5m 정도 앞에 서 있는 남편에게 힘겹게 다가갔다. "여보~~ 나 정신을 잃을 거 같아. 기절할 거 같아. 토할 거 같아요."라고 하고 그 자리에 쓰러졌다. 가족들의 소리는 멀리서 들리는 듯했지만, 아무런 대꾸를 할 수가 없었다.

그렇게 남편 등에 업혀 배에 올랐다고 한다. 가족들은 119에 접수를 하고 20여 분간의 시간이 지나 제주로 돌아왔다. 대기하고 있던 119 구급대원들은 보호자인 남편을 안심시키며 나의 동공반사와 혈압을 체크했다. 그렇게 또 나는 제주에서까지 응급실에 실려갔다.

제주에서 가장 큰 종합병원으로 가 또 같은 검사들을 시작했다. 결과는 여지없이 '별다른 이상소견 없음'이다. 사실 반가운 결과이지 않은가? 매번 검사를 해도 별다른 진단이 내려지지 않는다는 건 그야말로 축복이다. 하지만 모든 게 공황장애로 인해 발생한 다양한 증상들이었다는 사실이 문제이다.

장소만 다를 뿐이고, 옆에 있는 사람들만 달라질 뿐 나는 예고도 없이 반복되는 실신과도 비슷한 증상들로 인해 더욱 불안감이 늘어만 갔다. 한 사람에겐 재앙과도 같은 사건들의 연속이고 반복이었다.

한번은 학교의 사업팀을 함께하는 동료 교수님들과 계획안을 구상하기 위해서 주말 시간을 활용해 워크숍을 갔다. 서해안에 도착해 숙소 체크인을 하고 가볍게 해변을 거닐었다. 항구에 가서 회 한 접시에 식사를 마치고 회의를 위해 커피숍으로 이동해야 했다. 팀의 총무였던 나는 계산을 먼저 마쳤다.

그리고 나는 기억을 잃었다. 분명 계산을 한 것까지 기억이 나는데 이후로 전혀 기억이 없다. 상황은 이러했다. 계산을 마친 내가 화장실을 가기 위해 계단을 내려오려던 찰나 다섯 계단을 구르며 뇌진탕이 왔다. 다른 손님들에 의해 계단 아래로 내동댕이쳐진 내가 발견됐고, 식당 안쪽에 계시던 동료 교수님들이 달려오셨다고 한다. 역시 상황은 유사했다.

119에 접수 전화를 하고 나를 식당 안쪽으로 옮겨왔던 모양이다. 머리가 깨질 듯 아픈 채 나는 서서히 정신이 들었다. 그땐 그 순간이 무척 멋쩍고 창피하기만 했다. 내가 정신이 돌아왔기 때문에 119를 취소해달라고 요청했다.

하루를 보내고 다음 날 일어났는데 온몸이 안 아픈 데가 없었다. 무진장 세게 뒹굴었는가 싶었다. 오전 일정을 마치고 집으로 돌아오는 차 안에서 팔이 저리며 마비 증상을 보였다. 순간 나는 어제 뇌진탕으로 뇌를 다쳤다고 생각했다. 또 혼자서 진단을 내리고 있었다.

'아, 척수 손상인가?'

무서운 마음이 들었다. 동승을 한 교수님들께 마비 증상이 있다고 병원에 데려다 달라는 요청을 했다. X-ray를 촬영한 결과 7번째 목뼈 앞쪽 부분이 골절됐다고 했다. 정말 다행인 것은 신경 손상이 없었다는 것과 뇌를 부딪쳤는데 뇌 손상의 소견은 없었다는 것이었다. 하마터면 영구 손상을 가진 환자로 살아갈 뻔했다.

돌이켜보니 최근 몇 년간 병원에 간 횟수가 엄청날 뿐더러 응급실 또한 정기적인 행사처럼 들락거렸다. 공황장애로 마음뿐만 아니라 몸도 많이 망가져 있었다. 환자인 나뿐만 아니라 내 주변의 많은 사람에게 걱정을 끼치는 존재가 되어 있었다.

'도대체 내가 언제까지, 얼마나, 얼마만큼 더 아파야 이 지긋지긋한 공황을 탈출할 수 있을까?'

자멸감까지 들기 시작했다. 나를 바로 세우기 위해 노력하고 싶었다. 틈틈이 블로그를 통해 포스팅을 해보기도 하고, 조금씩 바깥세상에 나에 대해 표현을 하고 있었다. 나는 그렇게 100일을 기도하는 마음으로 글을 쓰기 시작했고, 그에 대한 선물이 주어졌다. 글을 쓰는 사람, 책을 쓰는 사람, 작가가 되어보기를 소망했다.

습관처럼
공포가 밀려오다

감정의 기복이 더 심해졌다. 심하게 엉킨 실타래처럼 어디서부터 손을 써야 할지 갈피를 잡을 수가 없었다. 내 마음이 꼭 변덕을 보이는 일기예보 기후같았다. 감정이 내면 깊숙이 파고들며 불안정한 정서를 만들고 있었다.

다른 병은 수술을 하든 정기적인 치료를 받으며 관리를 할 수 있다. 하지만 공황이라는 병은 예고가 없다. 약을 복용해도 어떤 날은 그 효과가 무력해지기도 한다. 난 급히 택시를 타고 병원을 찾는다. 진정제 주사를 맞고 스르륵 잠이 든다.

습관처럼 나타났다 사라지는 공황에 일상은 엉망이 되고, 마음도 갈기갈기 찢어진 듯 혼란이 가득해진다. 운전 중에도 예고가 없다. 잠들기 전에도 두렵기만 하다. 수업 중에 식은땀이 흐르면 벌써 공포가 시작된다. 처절하게 내 몸 하나 붙잡고 이 순간을 잘 버텨내기를 바라며 비상약 하나를 삼킨다.

난 메모하는 것을 좋아한다. 어쩌면 살아온 삶과 살아가는 삶에 대한 흔적들을 남기고 싶은 이유일 수도 있다. 공황장애를 진단받고 지나온 시간을 기록해놓은 일기장과 유사한 글들을 보게 되었다. 내가 기억하는 것보다 훨씬 심각한 공황의 증상들이 틈틈이 저장되어 있었다. 그중 하나를 옮겨본다.

"2018. 09. 19. PM 18:24

또 다시 시작된 심장 통증.
공황발작이 다시 나타났다.
아프고,
불안하고,
이 순간 약이 절실히 필요하고,

나 지금 너무 바쁜 시기인데… 이렇게 아플 여유가 없잖아.
수면장애와 연속된 악몽의 시간들.

이른 새벽부터 내 심장이 조여온다.

쿵쾅거린다.

온몸에 식은땀이 범벅이고 두려움에 난 어쩔 수 없이 자고 있는 남편을 깨울 수밖에 없다.

죽을 것 같다고···.

심장이 아프다고···.

미치겠다고···.

남편은 내 등을 계속 문질러주며 안정을 도우려 한다.

내 몸 하나 컨트롤하지 못하고 있다는 자책감에 공포가 우울로 곤두박질친다.

지금 일기를 쓰고 있는 이 시간 남편을 만나러 가는 택시 안에서 내 심장은 또 요동을 친다.

불안하고, 공포스럽고, 심장이 조여온다.”

담당 주치의는 방학을 활용한 여행을 권해주셨다. 아들과 함께한 여행에서도 심장 통증과 함께 눈물이 나왔다. 그 순간은 엄마가 아니라 작은 꼬마가 되어 아들의 부축을 받고 간신히 의자로 옮겨 앉았다. 내가 환자라는 것이 더욱 분명히 증명되는 순간이었다. 순식간에 절망감에 휩싸이며 절규하고 싶을 정도로 마음이 산산조각으로 부서지듯이 아팠다.

모든 일상은 나를 뒤흔들어놓았다. 더 이상 나는 건강한 일반인이 아니라고 생각했다. 분명 난 작업치료사이고, 심리적 건강에 관심이 있어 박사 역시 심리학을 전공했는데, 모든 것이 무용지물이었다.

시간이 흐를수록 공황 그리고 공포로 이어지던 증상이 우울로 바뀌었다. 그렇다. 삶을 포기하고 싶은 정도로 날개 없는 추락을 하고 있었다. 모든 것이 허무하고 내가 살아온 삶을 부정하고 싶었다. 아니, 이 세상에 태어난 자체를 혐오했다. 시한부 인생이 아님에도 내가 얼마를 더 버티고 살 수 있을지를 매일같이 생각했다.

그런데 어느 날 갑자기 다른 생각이 머리를 스쳐 지났다.

'내가 공황 때문에 죽어? 스스로 목숨을 끊지 않는 한 절대 죽지 않을걸?'

그 순간 드는 마음, '아! 억울하다.'였다. 죽음만을 생각해왔던 시간에 대해 허탈한 마음이 후련한 감정과 함께 삶의 의지도 채워주었다. 스스로 죽을 수 없다면 제대로 잘 살아봐야겠다는 또 다른 의지가 나를 자극했다.

'지금부터 내가 할 수 있는 게 무엇일까?'를 고민하기 시작했다. 마치 사춘기를 겪는 질풍노도의 청소년인 양 내 머릿속도 많은 혼동의 시기를 보내고 있었다. 적응장애와 공황장애를 앓기 이전의 상태로 돌아가기는 쉽지 않았다. 병이 시작된 모든 원인이 해결된 것이 아니었기 때문이다.

나는 여전히 사회에 대한 정의에 대해 의문이 들었고, 억울함에 대한 반복적인 생각들로 끊임없이 힘겨웠다. 모든 것을 외부의 탓으로 돌리면 더욱 나 자신이 피폐해지는 결과를 초래했고, 그 원인을 내 탓으로 가져오면 또다시 나의 존재감이 무너지며 흔들리기 시작했다.

전혀 상관없는 듯하지만 인간의 발달 과정에 대해 생각했다. 인간이 탄생 후 처음부터 걷거나 뛰기를 할 수는 없다. 언어 또한 마찬가지다. 많이 넘어지고, 수많은 실수와 시행착오를 겪으며 한 걸음 또 한 걸음을 알아간다. 그 과정 하나하나를 겪어내며 걸음마도 배우고, 뜀박질도 하게 된다. 옹알이를 통해 '맘마', '엄마', '파… 파… 아빠'를 배운다.

나는 신생아와 다를 게 없었다. 살기를 결심한 후 내가 이겨내야 할 세상은 마치 이제 갓 태어난 아기와 같았다. 그동안 내가 갖고 있던 신념, 관념 이런 것은 모조리 버려야 했다. 어쩌면 그것이 나를 병들게 한 가장 큰 요인이란 걸 깨달았다. 그 오랜 시간을 걸쳐 마흔여덟이란 나이에 새롭게 한 발을 조심스럽게 내딛고 있었다.

가장 어려웠던 것이 사람들과의 소통이었다. 그동안 나에 대해 큰 착각을 하고 있었던 것이었다. 나는 누구보다 따뜻한 사람이고, 그 누구보다 사람의 마음에 대해 공감도 좋은 사람이라고 자부했었다. 하지만 모든 것이 오만한 나의 생각이었다. 나는 소통도 어려웠고, 공감도 떨어지는 사람이라는 걸 뒤늦게 깨달았다.

아…! 우리는 살아가며 자신을 얼마나 정확히 이해하는 것일까? 어쩌면 평생 모를 수도 있는 자아의 착각을 나는 공황장애를 통해 알아가고 있었다. 이것은 공황장애, 그 공포감이 나에게 건네준 작은 선물에 불과했다.

06

심리학 박사가
공황장애에 무너지다

나는 늦깎이 대학생으로 서른한 살에 재활 치료 분야 중 '작업치료'를 전공했다. 작업치료는 인간이 살아가는 데 필수적인 일상생활에서의 작업 영역을 치료하는 전문 영역이다. 띠동갑 차이가 나는 어린 동생들과 공부를 함께하다 보니 당연히 학업에 집중할 수밖에 없었고 뒤늦은 공부가 무척 흥미로웠다. 특히, 인간의 삶에서 중요한 일상생활을 독립적으로 수행하는 것이 얼마나 큰 비중을 차지하고 있는지 알게 되었다.

하지만 신체적으로 건강한 사람이라 할지라도 정신적 영역에 문제가 생기면 생활하는 데 많은 지장이 생겨난다. 대표적인 것이 우울증, 치매 등이다. 학부를 전공하며 자연스럽게 심리학에 관심을 보이게 되었다. 어쩌면 유전적으로 깊숙이 자리하고 있는 나의 정신적 건강에 대한 취약성을 이미 알고 있었기 때문이었는지도 모른다.

졸업 후 석사 과정에 이어 쉼 없이 학업적 성취에 가득 차 박사 과정까지 달려갔다. 내가 그토록 알고 싶고 갈망하던 심리학을 전공하게 되었다. 그때까지만 해도 난 신체적으로든 정신적으로든 무척 건강하다고 자신했다. 결코 만만치 않은 분야였지만 3년 반 만에 박사 학위를 받았다. 그리고 곧바로 내가 졸업한 모교의 교수로 임용되었다.

20대 초반에 직장생활을 한 경험이 있었지만, 부모님 아래 보호받으며 사회인으로서는 많이 부족한 사회를 경험한 나였다. 대학의 교수로 일을 하며 겪어야 하는 수많은 고충은 지금껏 알지 못했던 세상을 새롭게 배우는 초보자 같았다. 사회는 대부분이 처음 겪는 힘든 일이었고, 모든 것이 부족함투성이라 서투르기만 하였다.

그때만 해도 나는 대학교수가 학생한테만 좋은 교육자면 된다고 오인했었다. 계속해서 이어지는 학과 내에서의 갈등과 조직 안에서의 서툰 나의 역할이 점점 더 나를 병들게 했다.

내가 심리학을 전공했던 건 앞에서도 언급했듯이 심리적인 나의 취약성 때문이었는데 세상은 결코 그냥 넘어가는 법이 없었다. 어찌도 정확히 나의 취약함이 그대로 투영되는지 결국 나는 극심한 스트레스에 의해 적응장애라는 진단과 함께 공황과 우울증에 시달려야 했다. '지피지기면 백전백승'이라는 말이 있다. 나는 '심리학 박사가 어떻게 정신적으로 아플 수 있어?'라는 생각과 함께 매일 한 계단씩 무너져갔다.

수업을 진행해야 하는데 어떤 날은 갑자기 심장이 아파 중단을 해야 했다. 심할 땐 전날 응급실을 다녀와 다음 날 출근을 할 수 없는 상황에까지 놓이는 날이 늘어만 갔다. 내가 전공한 작업치료에서 말하고 있는 정신적 영역의 문제로 일상생활에 빨간불이 켜진 것이다. 분명히 내 몸이고 나의 신체인데 그리고 내 정신을 스스로 컨트롤할 수 없는 지경에 이르렀다.

죽고 싶었다. 내가 꿈꿔왔던, 그토록 노력하며 달려온 학자로서의 모습은 온데간데없었다. 학생들 앞에 서면 조그마한 생쥐가 된 듯 스스로 움츠러들고 작아진 나를 느꼈다. 두려웠다. 아니 공포감마저 느꼈다. 그런 시간이 반복되면서 나는 점점 더 공황이 잦아지고, 더욱더 우울해져만 갔다.

급기야는 대학병원의 정신건강의학과에 입원하는 상황까지 왔다. 입원한다는 건 자의 또는 타인에 의해 더는 일상생활을 지속할 수 없을 만큼 긴급

한 상황일 때 가능한 일이다. 그렇다. 심리학 박사가 속수무책으로 나날이 무너져갔다.

마음이 몹시 아팠다. 그리고 슬펐다. 살고 싶지 않았다. 열심히 살아보려고 노력하며 다져온 나의 삶이 무너지고 있다고 생각하니 온 세상이 캄캄하고 온통 원망으로만 가득 찼다. 웃는 날보다 우는 날이 많아졌고, 살고 싶은 날보다 죽고 싶은 날들이 늘어났다. 어느 날은 다른 사람들을 원망하는 날로, 또 어느 날은 나에 대한 부족함과 질책의 날로, 수없이 반복되는 부정적 사이클은 나를 깊은 수렁 속에 가두어 그야말로 우울증 환자의 신세가 되었다.

우울함과 괴로움을 벗어나고 싶어서 술도 마셔보았다. 동네 산책로를 몇 바퀴씩 걸으며 운동도 해보았다. 친구를 만나보기도 하고, 동료 교수님께 하소연도 해보았다. 하지만 그 순간일 뿐 모든 건 그대로 원위치에 돌아왔다.

'이거 뭐야, 내가 이러려고 우리 아들 여섯 살에 대학에 입학해 뒤늦은 공부를 하고, 석사 학위 받고 심리학 박사 공부를 한 거야?'

나는 나 자신을 학대하기 시작했다. 하염없이 무너지고 있는 나를 막을 수도 없었고 방법도 몰랐다. 주치의 선생님이 처방해주시는 독한 약에 취하고, 어느 날엔 맥주에도 취했다. 약과 술이 상극이라 걸 누구보다 알고 있으면서도 나는 나를 제어하지 못했다. 그렇게 나를 괴롭히는 시간은 계속되었다.

결국은 학교 수업을 할 수 없을 정도로 내 몸과 마음이 병들었다. 그리고 정해진 수순을 밟듯 병가를 내야만 했다. 병가 후 나는 더욱더 처참해졌다. 건강을 책임져야 하는 의료 관계인이 제 몸 하나 추스르지 못하고 학생들 수업에 지장을 주고, 학교에도 염려를 끼쳤다는 자책감에 우울은 날로 깊어졌다. 하루 종일 암막 커튼을 쳐놓고 침대에서 나오지 못했다. 먹는 것도 싫었다. 환한 햇살을 보는 게 그냥 싫었다. 그렇게 침대에 시체처럼 누워만 있었다.

그러다 우연히 유튜브를 보게 되었다. 독일인이 운영하는 채널이었는데 동기부여와 관련된 영상들이 펼쳐졌다.

'와~! 독일 사람이 우리나라에 와서 한국 사람 살리겠다고 서툰 한국어로 저렇게 진심이 어린 영상을 찍다니…!'

그러면서 나를 다시 들여다 보았다. 또 부끄러웠다. 한국 사람이 모국어로 편하게 살 수 있는 이 좋은 조건에서 난 도대체 왜 이런 모양새일까?

또 다른 유튜브도 보게 되었다. 유행했던 미니멀 라이프를 다루는 유튜브 채널을 구독하게 되었다. 무슨 마음에선지 나는 갑자기 내 살림을 다 버리기 시작했다. 아무 생각도 없고, 판단도 없이 그냥 모조리 버렸다. 오죽하면 아파트 관리사무소에서 이사 갈 거냐고 물어보았다. 그도 그럴 것이 집에 있던 여덟 개쯤 되는 대형 화분도 다 내다 놓았기 때문이다.

지금 생각해보니 그때 나는 나를 비우고 싶었던 것 같다. 내 속에 있는 모든 욕심과 과욕 내지는 소유에 대한 모든 걸 내어버리면 내가 다 치유될 것이라고 착각했었던 것 같다.

버리다 버리다 나중엔 살던 집도 부동산에 내놓았다. 내가 8층에 살고 있었는데 어느 날 갑자기 8층에서 추락하고 있는 나를 상상했다. 이건 아니다 싶었다. 가족과 아파트 주민들에게 피해를 주면 안 된다는 최소한의 의식은 있었던 모양이다. 아파트를 내놓자마자 바로 계약자가 나타났고, 나는 채 5분도 안 걸리는 가까운 곳 2층 아파트로 이사했다. 살고 싶은 몸부림이었다.

돈이 여유가 없었음에도 평수를 더 늘려 이사를 했다. 처음엔 궁궐처럼 느껴지는 평수 넓은 아파트가 참 좋았다. 그건 단지 물리적 충족감에 불과했다. 그렇다고 나의 공황장애까지 치료가 되는 것은 아니었다. 공황을 앓게 된 후 가정도 직장도 나에게는 모든 게 부담으로 다가왔다. 어느 것 하나 내가 제대로 소화해낼 수 없을 정도로 바닥을 치고 있었다.

과연 내가 살아야 하나? 난 살 수 있을까? 아니, 나는 살 자격이 있는 사람

공황장애가 내게 가르쳐준 것들

이야? 스스로에게 죽음을 알리는 무서운 메시지를 계속해서 읊어댔다. 내가 배워온 지식적인 이론도 그리고 신앙적으로 쌓아왔던 영적 깊이도 소용이 없을 만큼 변해가고, 가난한 영혼의 종을 울리고 있었다. 그때 생각했다.

'아… 심리학을 전공하면 뭐하니? 심리학 박사면 무슨 소용이 있어? 지금 학교 교수면 뭐를 할 수 있는데…?'

나를 붙잡을 수 있는 아무런 대안도 방패도 없었다. 이 순간에 나는 세상에 홀로 서 있는 길 잃은 병든 자, 그 초라한 모습 그 자체였다.

허물어진 정신세계는 일상의 또 다른 변화를 가져온다. 부정적인 자기 신념과 함께 희망 없는 미래를 그린다. 긴장된 뇌의 활동으로 인해 운동 능력도 지연되는 경험을 하게 된다. 가령 말이 어둔하다거나 처리하는 속도가 더딘 증상들이 생겨난다.

신경심리학 박사 논문을 썼던 나였기에 더욱 그 증상들을 이해하고 있었다. 이론과 지식으로 알고 있는 것과 실행의 차이를 누구보다 잘 알고 있었기에 낮아진 자존감은 좀처럼 회복되지 않았다. 아니, 어쩌면 시작되었다고 볼수 있다. 그 상황을 상상해보자면 깊은 우물 안에 갇혀 먼 하늘만 쳐다보고 있는 회복 불가능한 난치병 환자처럼 느껴졌다.

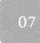

07

공황장애도
분명한 정신과적 질병이다

많은 연예인과 대중들 속에서 공황장애는 그리 희귀한 병이 아닌 듯하다. 그러나 공황장애를 겪고 있는 사람들은 일상생활을 지속하기 어려워 활동을 중단하는 고통에 시달리고 있다. 대표적으로 우리가 방송에서 친숙하게 접하는 이경규 씨나 정형돈 씨 등 많은 연예인이 그렇다. 나 역시도 공황으로 인해 직장에서 병가를 두 번이나 내야 했다.

공황이란 말의 어원은 그리스-로마 신화에 나오는 판(Pan)에서 시작됐다. 그의 모습은 목신으로 허리에서 상체는 사람의 모습이고, 하체는 염소의 다리와 뿔을 가진 반인반수를 보였다. 춤과 음악을 좋아하는 명랑한 성격이기도 하지만, 나그네에게 갑자기 튀어나와 공포를 주기도 했다. 그로 인해 판에서 '당황'과 '공황'을 의미하는 패닉(panic)이라는 말이 유래됐다.

공황은 다양한 형태의 비정상적인 병적 불안과 공포로 인해 일상생활에 장애를 일으키는 불안장애의 한 종류이다. 불안장애의 종류로는 공황장애, 범불안장애, 광장공포증, 사회 불안장애, 분리 불안장애, 특정 공포증 등이 있다. 공황장애를 진단받은 환자는 기본적으로 불안을 지니고 있고, 대중 앞에 서는 것에 두려움과 공포를 느끼는 증상도 겪는다. 그뿐만 아니라 다른 정신과적 진단을 받게 될 확률 또한 높아진다.

인간은 '위험'에 대한 것을 '뇌'라는 상부 기관에서 인지한다. 위험을 인식한 뇌는 우리 몸의 자율신경계 시스템에 의해 교감신경을 활성화한다. 즉, 싸우거나 도망가거나 하는 방식을 채택해 신속한 몸의 생체리듬을 조절한다.

공황의 특성상, 심장이 빨라지고 호흡이 가빠지며 그로 인해 근육으로 보내는 혈액량의 유입은 증가한다. 근육은 더욱 긴장하게 되고 경직의 상태에 이른다. 이는 지극히 정상적인 반응으로 우리 몸을 보호하고 지켜내려는 생체 보호 시스템이 하는 일이다.

공황장애의 경우 이런 증상이 나타난다 해도 실제로 죽음에 이르거나 신체적 이상을 만드는 결과는 없다. 다만 공황의 반복은 실제 위험에서 느낄 수 있는 것보다 더 높은 불안과 두려움을 느끼게 하며 악순환을 부른다. 이것이 공황장애의 핵심적인 문제가 된다.

공황발작 역시 우리가 알고 있는 간질(뇌전증)과는 다르다. 즉, 거품을 물고 경련하거나 쓰러지지는 않는다는 의미다. 의학적 용어로도 간질은 'Seizure'라는 용어로 표현하지만 공황발작은 'Panic Attack'이라고 한다.

모든 질병이 그렇지만 신체적 제한이 따르지 않는 정신과적 질병 역시 증상의 발현으로 인해 일상생활과 사회생활에 막대한 지장을 초래하는 특징으로 인해 진단적 결과를 받게 된다. 공황장애의 진단은 앞에서도 제시하였듯이 극심한 공포감이 최고조에 이르고 가슴 답답함과 심장박동의 증가로 근육경련까지 동반하여 현재 유지하는 생활을 지속할 수 없게 된다.

나 역시도 수십 차례, 아니, 그 이상의 반복적인 공황과 공황발작에 의해 가정생활과 직장생활에서 어려움을 겪었다. 집에서는 몸부림을 치며 호흡이 되지 않아 소파든 침실에서 그 고통을 온몸으로 겪어내야 했고, 직장에서는 수업 중 심장 통증과 함께 호흡 곤란이 와서 수업을 중단했던 경험이 있다. 그 순간만큼은 나의 의지로 조절될 수 없고, 조절되지도 않기 때문에 비상약을 복용하거나, 병원 응급실을 찾는 것이 반복되었다.

  정신의학 문헌을 살펴보면 공황장애 환자의 성격적 특성이 소극적 성향이 거나, 완벽주의 성향에서 비롯된다고 알려져 있다. 타고난 성향과 성격이 그 렇다 해도 반복되는 일상에서의 과민한 반응과 결과들로 인해 결국 대인기 피를 겪거나 우울장애로 이어지는 것이 일반적 수순이다. 하나의 정신과 질 환이 또 다른 정신과 질환을 만들고 환자는 그 안의 사이클에 갇혀 인지적 왜곡까지 나타내는 부적응적인 일상생활의 혼란을 가중하는 셈이다.

  나의 경우는 내가 심리학을 전공했고 그 공부에서 얻은 병에 관한 얄팍한 상식으로 내 몸을 스스로 컨트롤하기 위해 무진장 애를 쓰며 4년이라는 시 간을 감내하고 고통받았다.

  옛말에 "병은 소문을 내야 한다."라는 말이 있다. 그 말은 내 병을 인식하고 주변에 알림으로써 더 나은 회복의 기회를 접하거나 명의를 만나거나 할 수 있다는 의미인데 어리석게도 난 병원 진료와 약 처방 외에 다른 방법들을 대 안으로 찾지 못했었다. 그것이 화근이 되어 병을 더욱 악화시킨 것이다.

  가장 효과적인 대응은 가능한 빠르게 병원을 방문하여 의사의 진단적 처 방에 따라 약물 복용과 함께 다른 심리적 치료를 받는 것이며, 제대로 치료가 이루어진다면 한 달 이내에도 빠른 회복을 가져올 수도 있다.

물론 개인의 타고난 스트레스 취약성은 극복하기 어렵더라도 공황과 관련된 회복적 심리치료나 인지 행동적 치료들을 통해서 악화할 가능성이 있는 병을 사전에 막을 수 있고, 다른 정신과 질환으로 가기 전 예방에도 큰 효과를 줄 수 있다.

공황장애 환자들은 자신이 평생 공황으로 인해 고통받을 것으로 생각하는 경향이 있다. 그로 인한 결과는 두려움과 우울을 만든다. 세계보건기구(WHO)인 국제질병분류체계(ICF)에 의하면 장애(Disability)는 '신체 기관이 본래의 제 기능을 하지 못하거나 정신적 결함이 있는 상태'로 정의된다. 그런 정의적 기준에서 볼 때 공황장애는 '장애'가 아니다. 의학적 용어에서도 공황장애(Panic Disability)가 아닌 공황병(Panic Disorder)를 사용하는 이유가 거기에서 있다.

의학계에서는 공황장애의 빠른 치료가 있었을 때 다른 어떤 질환에 비해 훨씬 쉽고 효과적인 치료가 가능하다고 말하고 있다. 공황장애를 치료하는 처방은 항우울제와 항불안제가 주로 약으로 쓰인다. 뇌에서 불균형 신경전달물질을 치료하기 위한 약물로 노르에피네프린(항불안제)과 세로토닌 재흡수 억제제(항우울제)를 처방하는 것이다.

약물의 효과는 불안을 감소시키고, 위험을 감지하는 불안 시스템에 작용해 신경계의 안정화를 제공한다. 물론 약물의 효과는 환자마다 차이가 날 수 있다. 또 환자의 환경 구조나 스트레스 요인에 대한 개선에 따라 그 반응이 달라질 수 있다.

공황장애가 분명 정신과적 진단에 포함되는 것은 확실하다. 하지만 공황을 극복할 수 있는 다양한 대처 방안에 따라 회복도 다른 결과를 나타낼 수 있다. 신체적으로 나타나는 증상의 개선은 약물로 효과적인 방면, 심리적 불안감은 환자와 맞는 심리치료가 효과적일 수 있다.

환자의 고정적인 생각의 전환을 돕는 것이 필수적인데 예를 들면 왜곡된 생각, 부정적 신념 등의 '사고의 틀'에 대한 개선이 필요하다. 어떤 사건에 대해 과대평가 또는 과소평가를 하거나 흑백논리에 따른 'Yes or No', 부정적인 감정적 추론 등으로 인해 역기능적 인지 체계를 갖는 형태가 많아진다. 이는 환자마다 자라온 양육 환경이나 개인적인 성격 특성에 따라 복잡한 변수를 가질 수 있고, 치료자는 개인의 특성요인을 파악하고 접근하는 것이 필요하다.

앞에서도 언급하였듯이 공황장애는 '영구적인 장애'가 아님을 명심해야 한다. 공황장애를 겪어본 나 역시 절대적으로 치료에 대한 믿음을 가져왔고 노력을 통해 개선하였다.

아픔을 겪어본 사람만이 아픈 사람을 이해할 수 있다. 내가 공황장애로 4년간 아파본 경험이 공황을 앓고 있는 환자들을 위해 이 글을 쓰게 된 계기가 되었다. 하나, 둘, 셋 호흡을 가다듬어보자. 그리고 생각하자. 공황장애는 분명한 정신과적 질환이지만 완치가 가능하다.

08

공황장애,
부끄러워할 것이 아니다

내 몸이 아프다는 건 분명 자랑거리가 아니다. 내부적으로 발생한 질병이든 갑작스럽게 당한 사고이든 환자는 충분히 고통받고 있기에 그 이유만으로도 아픔에 대한 공감이 간다.

우리나라뿐만 아니라 전 세계적으로 나날이 발전되어온 의학기술은 인간의 생명 유지와 고령화에 기여한 바가 크다. 하지만 그로 인해 오히려 만성화되는 질병은 급격히 증가했고, 이제는 환자의 질병 치료만이 아닌 그들이 살아가야 하는 삶의 질까지도 중요하게 고려해야 하는 요소가 된다.

나는 학부에서 재활치료의 전문 영역 중 하나인 작업치료를 전공했다. 다양한 원인으로 손상된 환자들의 일상생활이라는 측면을 독립적으로 영위할 수 있게끔 중재하는 치료 분야이다.

임상 현장에서 치료를 해보면 일반인들이 바라보는 장애인에 대한 시선에서 많은 차이를 느낄 수 있다. 우리의 생활 속에서 마주하게 되는 신체적으로 손상을 입은 사람들을 만나면 흔쾌히 양보하거나 도움의 손길을 먼저 건네기도 한다.

하지만 왜 정신적 영역에서의 어려움을 지닌 환자를 만나게 되면 불가피하게도 편견 어린 시선이 생기는 건지 의구심이 든다. 여러 가지 원인이 있겠지만 가끔 매스컴을 통해 접하는 정신질환자의 사건 사고라든가, 자살 내지는 다른 사람들과의 원만하지 못한 소통의 문제들도 한 요인으로 작용할 수 있다.

이와 관련된 경험이 있다. 15년 전쯤 있었던 일로 기억한다. 전에 살던 아파트에서 겪었던 일이다. 12층에 살고 있던 나는 출근을 위해 엘리베이터를 타서 1층 버튼을 누르고 내려가던 중, 5층에서 50대 중반으로 보이는 남자 한 분과 동승을 하게 되었다.

아주 잠깐의 시간이었지만 뭔가 섬뜩한 느낌과 함께 갑작스레 남자분이 내 얼굴에 자신의 얼굴을 가까이 들이대며 "왜 불만 있어? 나한테 불만이 있냐구?"라며 인상을 쓰고 험악한 표정을 지으셨다. 내가 고개를 있는 대로 푹 숙이며 "아니요. 불만 없어요."라고 대답을 하는 사이 1층에 다다랐다. 뒤도 돌아보지 못한 채 발걸음을 재촉하여 1층 출구를 빠져나와 경비 아저씨를 찾아갔다.

알고 보니 그분은 중학교 선생님이셨는데, 조현병으로 학교를 그만두시고 집에서 요양 중이라는 얘기를 전해 들었다. 물론 잠깐이었지만 내가 경험했던 정신적 질환자는 그분이 처음이었기에 그 당시엔 나 역시도 경험에 의한 편견을 가질 수밖에 없었다.

시간이 흐르고 내가 정신과 질환인 공황장애를 앓게 되며 불안과 우울증이 극심해지니 생활 속에 막대한 지장이 생겨났고, 나 역시 어쩔 수 없는 가여운 영혼이 되어 있었다.

가족들의 걱정과 염려도 나의 회복에 큰 도움이 될 순 없었다. 오히려 나 스스로 더욱 자신을 질책하고 위축시키며 세상 속에 비난받는 상상과 함께 점점 더 병세가 악화할 뿐이었다.

물론 나의 경우는 특정 트라우마에서 기인한 적응장애로 인해 공황이 발생한 경우였다. 그렇다고 나의 병이 합리화될 수는 없는 일이었다. 그걸 깨닫는 데 꼬박 4년이 걸렸다.

교수가 되기 전 시간 강의를 할 땐 하루 700km를 운전하며 지역이 다른 두 대학에서 6시간이 넘는 강의를 한 적이 있다. 신체적으로 고되고 힘들어도 체력을 유지하기 위해 없는 시간을 만들어서라도 운동을 꾸준히 했었다. 그땐 오히려 힘들다는 표현을 하지도 않았고, 나에게 주어지는 모든 기회가 그저 감사하기만 했던 시간이었다.

이후 대학교수로 임용되어 십여 년이 넘는 시간을 달려오는 동안 내 몸 돌보기도 내 마음 돌보기도 제대로 해보지 못한 채 세월이 흘러왔다. 늦은 나이에 공부를 시작하고 앞만 바라보며 달려온 시간이었다. 제대로 한 번 내 마음을 어루만져준 경험이 없었다.

서른한 살 뒤늦은 학업의 시작을 기점으로 석사와 박사 과정을 밟아올 때는 한 계단 한 계단 오르는 성취감에 나 자신의 자존감 역시 상승곡선을 타고 있었다. 하지만, 막상 교수로서 살아가는 삶에는 그저 초보 직장인 그리고 초보 사회인으로서의 미숙함만 가득했다.

서서히 사회생활의 적응에 대한 문제들도 부딪히기 시작했다. 내 의견을 표명할 수 있는 주장도 어려웠고, 조직 내 불합리성 내지는 대응에 대한 역량도 부족하기만 했다. 이후 따라오는 결과는 심적 부담감과 스트레스의 과중, 그로 인한 내면적 자아의 파멸이 나를 더욱 멍들게 했다. 마음 한편에 무언가 채우지 못한 인생에 대한 허무감이 나날이 늘어났고 결국은 내 마음의 병이 쌓이며 공황까지 오지 않았나 생각하게 된다.

누군가에게 인정받고자 했지, 스스로를 인정해주거나 아끼고 보살펴주지 못했다. 우리가 피로를 해소하지 못하고 계속 방치를 한 채 내 몸을 혹사하면 몸살이라든지 감기라든지 신체적인 사인을 통해 '당신 좀 쉬어야겠어요.'라는 신호를 받는다. 마음도 역시 똑같다.

2017년 9월에 처음 시작된 공황은 3년이 넘도록 낫지 않았다. 여전히 공황을 일으킨 원인이 그대로 존재하고 있는 한, 난 있는 그대로의 내 모습을 받아들이기로 했다.

하루를 살아내고 있는 내 모습에서 "오늘도 수고했어. 잘하고 있어."라고 스스로를 토닥이며 달래주곤 했다. 있는 그대로의 내 모습을 받아들이는 순간 온전히 나 자신을 사랑할 수 있을 것 같았다.

나는 무척 센서티브한 사람이다. 감각에 대한 직관력이 다른 사람에 비해 예민하다는 의미다. 일자 샌드(Ilse Sand)의 『Highly Sensitive People』라는 문헌에서는 저자 역시 자신의 예민함으로 복잡한 삶을 살아가며 그 안에 갇히어 출구를 찾지 못하고 좌절감을 경험했다고 전한다. 센서티브한 사람들의 특징은 높은 기준을 갖고 있고, 그로 인해 낮은 자존감을 경험한다고 한다.

미국의 임상심리학자 제롬 케이건(Jerome Kagan)은 그의 저서인 『기질의 긴 그림자(Long Shadow of Temperament)』에서 신생아를 대상으로 기질적 연구를 진행하였는데 예민한 아이일수록 다른 아기들에 비해 더욱 조심스럽고 다른 반응을 보이는 즉, '반응성이 높은 아기'로 새롭게 표현한 연구 결과를 제시하였다. 이런 결과의 의미는 새로운 인풋과 변화에 노출되었을 때, 더 높은 정도의 각성이 감지된다고 전하고 있다.

그렇다면 공황장애를 보이는 환자들의 경우를 살펴보자. 그들이 가진 특성은 사회에서 더욱 예민하고 그로 인한 스트레스가 과도하게 반응되는 결과로서 얻어지는 정신적 예민함의 결과라고 말할 수 있다. 정신과적 질환에 대해서 무조건 수용하고 그 안에 갇히는 오류를 범하지 말라는 의미다.

나는 내가 가진 공황장애에 대해 더 이상 부끄러워하지 않기로 다짐했다.

개인만이 갖고 있는 독특한 특성도 인정하고, 그를 둘러싼 환경적 특성의 많은 변수에 대해서도 고려해야 한다. 나에게 공황장애가 오기까지 아무런 사건 없이 평온한 환경 안에서 갑작스레 공황이 발생하지는 않았다는 의미다.

사람들은 살아가며 누구나 새로운 경험과 만남에 대한 두려움을 경험한다. 우리는 그 두려움에 대해 충분히 원인을 자각할 수 있어야 하며 자신의 건강한 삶에 적용할 줄 알아야 한다.

중요한 건 나의 독특한 성격적 예민함과 반응들이 신체적 증상으로 발현됐다는 걸 인정할 때 있는 그대로의 자신을 수용할 수 있는 용기가 생긴다. 이 순간에 현존하고 있는 나의 모습을 존중하고, 인정할 때 우리는 새로운 관점의 나를 받아들이게 된다.

아픔을 경험했고, 그 경험 속에 새로운 자신을 깨닫는 나는 더 이상 환자가 아니다. 세상을 향해 용기 있는 도전을 할 수 있도록 나만의 옵션이 하나 더 추가됐다고 생각한다.

공황장애, 결코 부끄러워할 질병이 아니다.

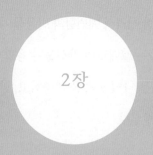

2장

불안, 공포, 우울은 왜 발생하는 것일까?

불안이 먼저일까?
공황이 먼저일까?

내게 공황이 온 뒤로 직업적 의식 때문인지 항상 고민했다. 나의 공황장애는 삶 속에서의 불안이 원인이었을까? 아니면 공황이 발생한 후 불안이 생겨난 것일까? 마치 달걀이 먼저냐, 닭이 먼저냐를 논하는 것처럼 말이다. 더 나아가서 통계적인 학술적 이론까지 접목하며 나를 평가했다.

우리나라 인구 중 60만 명 이상이 우울증을 겪는다고 정부는 추정한다. 우울증은 우울한 기분이 이어지고 2주 이상 피로감, 식욕과 수면의 질이 떨어져 일상생활에 지장을 초래할 때 진단을 내리게 된다. 불안장애 역시 우리나라 인구 중 224만 명이 증상을 경험한다고 추정하고 있다. 즉, 우리나라 국민 네 명 중 한 명(25.4%)은 정신적인 건강 이상을 경험한다고 볼 수 있다.

정신의학신문에서 발췌한 내용에 의하면 공황이 발생하는 원인 중 가장 큰 요인이 '스트레스'라고 말한다. 스트레스란 개인의 유전적 기질, 물리적 환경, 성격 등에 따라 반응하는 정도도 달라진다.

당신은 가장 큰 스트레스를 받을 때가 언제인가? 여러 가지 상황이 있겠지만 시험, 결혼, 이별, 승진, 임신 등 일상에서 경험하는 다양한 생활 환경 속에 가볍게 또는 감당할 수 없을 만큼의 스트레스를 받게 된다. 이런 심리적 요인에 의해 공황장애가 발생한다고 한다. 즉, 자신이 더 조절할 수 없을 만큼의 심리적 자극이 주어지면 공황장애 발생률이 높다고 말할 수 있다.

그렇다. 과학적 원리에 의해 생각해봐도 인간에겐 자극이 주어져야 반응이라는 아웃풋을 산출할 수 있다. 자극이라는 것은 나에게 주어지는 다양한 감각적 경험을 의미한다. 이런 경험을 통해 인간의 뇌는 복잡한 처리 과정을 거쳐 통합되고 그에 따른 심리적, 신체적 반응들을 만든다. 그렇다면 '공황장애의 발생은 불안 때문이었을까? 공황 후 불안이 생겨난 것일까?'에 대한 답을 찾을 수 있다.

나는 공황장애가 생겨나기 전 감당할 수 없는 커다란 트라우마를 겪었다. 직장 내에서 누적되어온 심리적 압박감도 있었지만, 그것보다 나를 한순간에 무너뜨린 건 어떤 특정 사건에 의해 그동안 내가 살아오면서 나를 지탱해온 신념에 대한 가치가 다 무너질 만큼의 충격을 경험했다.

한순간의 이벤트로 지나가는 가벼운 일이 결코 아니었다. 나에게는 대참사와 같았고 마치 운전하던 내 차를 커다란 덤프트럭이 덮쳐버리는 정도의 충격으로 아주 처참하게 나를 짓밟고 무너뜨렸다. 억울함은 분노로 이어졌고 어디에 털어놓을 수도 없을 만큼 조직의 틀 안에 묻혀버려야 했다.

그 이후로 나는 점차 병들기 시작했다. 나도 모르게 새어 나오는 한숨의 횟수만큼 가슴 답답함과 무기력이 나를 숨 쉬지 못하게 만들었다. 어느 날 갑자기 찾아온 공황장애, 그것은 사실 예고된 결과였다.

우리가 인생을 살아가며 불안이나 스트레스를 겪지 않는 사람은 없을 것이다. 그에 대한 이점이 분명히 작용한다. 불안으로 인해 미래를 준비할 수 있고 건강한 긴장감도 가질 수 있다. 하지만 공황장애는 미래에 대한 어떠한 보상도 없다. 오히려 언제 터질지 모르는 지뢰처럼 늘 초긴장 상태를 가지며, 불안을 부추기는 격이다.

공황장애를 겪어보지 않은 사람들은 이렇게 말한다.

"당신이 마음 약하고 순진해서 그래. 마음을 굳게 먹도록 해."
"긍정적으로 생각하면 더욱 좋아질 거야."
"운동을 해. 활동을 하면 마음도 건강해져."

그동안 수없이 들어왔던 말들이다. 이런 얘기들을 들을 때마다 나는 또 다른 상상을 했다.

'내가 길을 가고 있는데 누군가에 몇 층인지 모르는 아파트 베란다에서 화분을 하나 던졌어. 나는 전혀 예측할 수 없었고, 피할 수도 없었지. 그래서? 어떻게 해. 그냥 머리에 맞고 기절했지…'

공황은 이와 같다. 정신력의 문제도 아니고, 긍정적 생각으로 좋아질 수 있는 것도 아니다. 세상에 대한 순진함? 그것도 아니다. 공황발작이 있을 때는 마치 스위치가 꺼져버린 어두운 방에 있는 것처럼 운동할 수 있는 상태는 더더욱 불가능하다.

불안하거나 우울한 사람 중에 스스로 불안하기를 원하는 사람은 아무도 없다. 나의 의지와 상관없이 그런 증상들이 발생하는 것이다. 나의 잘못도 아니고, 내 마음의 허약함 때문도 아니다. 반복적인 스트레스에 의해 생체 시스템에 균형이 무너져 신체적인 반응으로 나타나는 결과라고 인식해야 한다.

공황 증상이 시작되면 자율신경계의 교감신경이 활성화되어 숨이 안 쉬어지고, 과호흡을 하게 된다. 산소의 과다 호흡을 통해 증상이 더욱 악화하는 것이다. 그로 인해 머릿속은 하얘지고 팔, 다리의 저림 또는 마비가 나타날 수 있으며 숨이 안 쉬어지는 고통으로 얕은 호흡을 하게 된다. 이 모든 증상이 산소 과다 흡입으로 생겨나는 결과들이다.

심장은 어떠한가? 빠른 심박동에 의해 금방이라도 심장이 터지거나 죽을 것 같은 증상, 즉 공황이라는 패닉을 느끼며 공포를 경험하는 것이다. 우리가 불안해서 가슴이 뛰는 건 정상적인 반응이다. 하지만 가슴이 뛰어서 불안한 건 병적 상태라고 할 수 있다. 당연히 병원을 찾아가야 하는 일이다.

공황의 증상은 누구에게나 유사하고 뚜렷하게 나타난다. 하지만, 공황이 발생된 원인은 개인이 살아온 삶의 다양한 모습처럼 모두가 다르다. 어쩌면 엄마의 자궁 안에서부터 겪어온 환경적 요인부터 검토해봐야 할지도 모른다.

나는 삼 남매 중 막내로 태어났다. 형제들과의 나이 차이가 일곱 살, 네 살 있었기 때문에 가정에서 항상 아기의 역할이었다. 오죽하면 결혼 전까지도 일곱 살 위 언니는 나를 '애기'라고까지 불렀다.

사랑받고 보호받는다는 것은 행복한 일이다. 하지만 그 나이에 맞게 성장해야 하고 성숙해가는 것도 매우 중요하다. 나는 결혼 전까지 가족들의 관심이 지나친 간섭이라고 생각하며 살아왔다. 내 모든 일거수일투족이 온 가족의 검토를 받아야 하는 것 같다고 느꼈다.

성인이 되고 이십 대 초반에 친구들과 마음껏 세상을 경험하고 놀고 싶었던 시기가 있다. 놀다 보니 12시를 넘기는 일도 종종 있었다. 귀가해서 아파트 현관문을 살짝 열고 들어가면 어김없이 엄마가 현관 앞에서 팔짱을 낀 채 온갖 험한 말들을 쏟아내신다. 막내딸이 세상 위험한 일을 겪을까 걱정하시던 어머니의 표현 방식이었다. 그런데 문제는 거기서 끝이 아니다. 결혼해 출가한 언니, 오빠에게도 후폭풍이 이어질 때가 많았다.

'아… 왜 나는 맨날 가족들 틈에서 숨 한 번 제대로 쉴 수 없이 언제까지 이렇게 간섭을 받아야 하는 거지? 정말 숨이 막힌다.'라고 항상 생각했다. 중요한 건 나의 가정적 환경에서 비롯된 자아가 결혼을 하고 나서도 그리고 사회생활을 하면서도 자동적 사고로 발동되었다. '왜 나만…, 왜 나한테만…' 하는 생각이 늘 나를 괴롭게 했다.

나를 불안하게 하고, 공황장애까지 이어지게 한 원인에 생물학적인 나의 기질과 성격이 많은 영향을 미치고 있다는 걸 깨닫는 데 오랜 시간이 걸렸다.

나는 공황장애 환자들에게 묻고 싶다.

"당신이 성장해온 환경은 어떠했나요?"

어쩌면 쉽게 공황을 떨칠 수 있는 해답을 찾을 수도 있다.

나의 무의식에서
공황을 발견하다

무의식하면 떠오르는 게 있다. 바로 프로이트의 '정신분석'이다. 오스트리아 출신의 유대인이었던 프로이트는 인간의 마음이 어떻게 작용하는지를 이해하는 데 정신분석적 기법을 이용했다. 정신분석에서는 "인간의 행동과 사고, 감정이 과거 경험에서 비롯된 사건과 관련 있다."라고 말한다. 이것이 무의식이다. 평소에는 모른 채 지내는 마음 대부분이 유년기의 경험에서 기인한다고 한다.

나의 아버지는 군인이셨다. 그래서 우리 집에는 늘 '군인 가족'이라는 꼬리표가 달렸다. 어느 집보다 태극기에 대한 상징이 엄숙했고, 군인 가족들이 지녀야 하는 행실에 대해서도 자연스럽게 자녀들의 교육에 투영되었다. 군복을 입으신 아빠의 모습은 늘 늠름하고 정갈하고 멋있게 보였다. 엄마는 주말이면 군복을 제대로 각 잡아 다리미로 마치 칼날 세우듯 반듯하게 다려놓으셨다.

어린 시절 내가 보고 자란 환경에서 나는 자연스럽게 규범적 틀을 배웠다. 빈틈없이 짜진 틀에서 벗어나면 큰일 날 것처럼 강박적 사고도 함께 자랐다. 원칙이나 규범에서 어긋나는 것을 보면 쉽게 이해되지 않았다.

사회생활을 하다 보면 인간관계 안에서, 업무 처리 과정 안에서 때로는 유연한 사고가 필요하다. 그로 인해 대인관계도 원만할 수 있고, 틀에 박힌 일도 좀 더 창의적으로 처리하고 해결할 수 있게 된다.

나는 내가 자라온 환경, 막내로 성장한 형제 서열 간의 구조들에 의해 내 마음 깊은 곳에서 무의식이 발동되었다. 무의식은 수면 위로 떠오르지 않은 채 해면 아래 깊고 광활한 빙산처럼 인간의 삶에 지대한 영향을 주게 된다. 의식적 사고는 조금만 주의를 기울이면 바로 자각할 수 있고, 변화를 가져오기가 수월하다. 하지만 무의식적 사고는 스스로 깨닫기도 어렵고, 그것을 수용하고 받아들이는 데도 많은 시간이 소요된다. 그뿐만 아니라 무의식 사고에 대해 인정하는 데에도 '저항'이라고 하는 심리적 기제를 갖게 된다.

공황장애는 환자의 무의식이 자신이 처한 위기 상황에 의해 자기보호 반응이 과도하게 일어나며 나타나는 신경학적인 결과이다.

무의식적 요인 → 신경학적 반응 → 신체적 반응 및 불안 반응

처음엔 신체적 반응과 불안 반응을 먼저 겪게 된다. 어느 날 갑자기 숨쉬기 곤란과 심장 통증, 어지러움 등과 같은 증상으로 응급 상황을 맞는다. 다음으로 환자의 무의식 속에서 구체화하기 힘든 상황을 접한다. 공황장애 환자는 신경계 반응에 해당하는 자율신경 중 교감신경계의 과잉 활성화가 불안 인지를 만들어 자동반사적 증상을 보이게 된다.

어릴 적 막내로서의 서열로 인해 간섭받고 억압받는 것에 대해 내면적 갈등이 극에 달했다. 호기심이 많고 새로운 도전을 좋아했기에 부모님과 형제들의 관심을 간섭 내지는 나를 강압하는 것으로 느꼈던 것이었다. 그런 가정환경이 숨이 막혔다. 빨리 벗어나고 싶다고 늘 고민했다. 어쩌면 스물넷 어린 나이에 결혼을 선택한 이유가 나에겐 돌파구라고 생각됐는지도 모른다.

하지만 결혼이 그 해결책을 가져다주진 못했다. 남편은 시골에서 자란 장

남에 아주 보수적인 사람이다. 신혼 때 기억을 더듬어보자면 이제 갓 결혼을 한 내가 갑자기 아줌마가 될 수는 없는 노릇이었다. 여전히 미니스커트를 즐겨 입고 싶고, 클럽도 가고 싶었다. 어쩌다 짧은 스커트를 쇼핑한 날엔 남편이 꼭 옷을 검사했다. 스커트를 입고 의자에 앉아보라는 것이다. 치마 길이가 무릎 위로 올라가면 "이 옷은 안 돼."라며 핀잔을 주곤 했다. 그때 생각했다.

'아…, 부모님, 형제보다 남편의 간섭과 잔소리가 더 힘드네….'

내가 가지고 있던 무의식적 사고는 자동적 사고로 바뀌어 나를 항상 어린 꼬마의 시기로 데려다 놓았다. 그리고 난 그런 상황이 주어질 때마다 견딜 수 없도록 힘들어하고 벗어나고자 했다.

사회생활에서도 똑같은 상황들이 반복되었다. 나에게 주어진 일을 열심히 해내고 성과를 만들어 내는 것은 얼마든지 즐기며 해낼 수 있었다. 나를 힘들게 했던 문제는 선배 교수님이라는 타이틀을 가지고 나를 억압하려고 할 때 심리적 반항과 함께 어릴 적 꼬마 아이의 억울함을 가진 내적 자아가 여지없이 드러나는 것이었다. 그뿐만 아니라 규범적 틀에서 벗어난 행동을 하는 사람들을 이해하는 것이 상당히 힘들었다.

똑같은 상황들이 반복되고 그걸 속으로 삼켜내는 동안 내 마음속에서는 서서히 병이 자라나고 있었다. 나에게 공황장애가 발생하게 된 결정적인 원인은 사회가 부조리를 덮어버리고, 정의는 묵살된 채 잘못을 심판하지 않는다는 것이었다. 이는 커다란 충격으로 다가왔다. 정신적 충격에 결국은 병원을 찾게 되었고, 난 꽤 오랫동안 아팠다.

나의 과거의 성장배경과 성격, 삶을 살아오며 무겁게 짓눌린 채 가라앉은 상처들이 어느 틈엔가 신경학적 반응으로 공황발작을 만들어내고 있었다. 그런 증상들은 더욱 광범위하게 다양한 장소에서 시도 때도 없이 신체적 반응과 불안을 만들었다. 대인기피로 인해 사람들과 만남을 회피하기도 하고, 대중 속에 나를 드러내는 것에 대한 두려움으로 광장공포증을 경험하기도 했다.

나는 공황장애를 겪고 있는 환자들이 자기 내면의 무의식적 변화들을 찾을 수 있도록 돕고 싶다. 수면 위로 떠오르지 않은 진정한 나를 만날 때 우리는 자신에 대한 깊은 포용력을 갖게 된다. 마치 내가 사회적 문제에 부딪히며 반복적으로 나 자신을 과거 속 어린 꼬마의 위치로 되돌려 놓았듯이 말이다. 과거의 상처를 벗어버리고 있는 그대로의 나를 만나 따뜻하게 안아줄 수 있다면 깊은 한숨 속에 담긴 어두운 그림자가 서서히 사라지는 것을 느낄 것이다.

잠재의식은 현재의 의식 수준에 상당히 영향을 준다. 신체적으로 아무런 의학적 문제를 갖고 있지 않은데, 심장의 통증을 느끼고 그로 인해 파장되는 부정적인 효과는 한 사람의 인생을 병들게 한다.

우리가 무의식적 세계에 대한 잠재의식을 알기 위해서는 뇌에 대한 이해가 필요하다. 인간의 뇌는 약 1,000억 개의 뉴런이라고 하는 뇌세포로 이루어져 있다. 엄청난 양의 뇌세포는 여기서 그치지 않는다. 시냅스라고 하는 연결을 통해 약 100조 정도의 뉴런들이 서로 상호 연결을 이룬다.

의식적 사고를 위해 사용되는 뇌세포는 무의식적 사고를 위한 뇌의 활성화에 비해 상당히 적은 양이 사용된다고 한다. 클라우스 베른하르트 저자가 쓴 『어느 날 갑자기 공황이 찾아왔다』의 내용을 참고하면, 최근 연구에서 잠재의식에 해당하는 무의식은 1초당 8만 개의 정보 처리를 하며 이성적 사고와 비교해 무려 만 배의 차이를 보인다고 한다. 즉, 무의식적 사고가 의식적 사고에 비해 만 배는 더 똑똑하다고 전하고 있다.

지금 당신은 얼마나 자신의 무의식적 사고를 느낄 수 있는가? 지금 당신은 얼마만큼 자신의 무의식적 사고를 이해할 수 있는가? 그것을 인식하고 이해할 수 있다면 공황장애는 쉽게 개선될 수 있다.

03

처방된 약은
얼마나 도움이 될까?

공황장애로 진단받기 전까지는 심장에 원인이 있다고 생각했다. 공황발작으로 근육경련에 마비 증상이 극심한 상태로 응급실에서 검사한 결과로는 부정맥 소견도 나왔었다. 앞에서 설명했던 내용처럼 그땐 협심증 약인 니트로글리세린을 처방받았다.

'아니, 체구도 작고, 살이 찐 체형도 아닌데, 내가 무슨 협심증이야.'

의아했다. 니트로글리세린은 아주 작은 약이다. 주로 심장질환의 협심증 환자에게 혈관 확장제로 처방된다. 공황발작이 심할 때는 마치 협심증과 유사한 증상을 보인다. 그리고 이 약물이 확실히 효과를 보였다. 조여오던 심장이 편안해지고, 경련을 일으키던 근육도 서서히 이완되는 것을 느껴졌다. 나의 경우처럼 공황장애는 다른 진단으로 오진될 수 있는 소지가 많다. 환자 입장에서는 많은 혼란을 느낄 수도 있는 것이다.

공황 초기엔 심장의 불규칙적 박동과 불안감, 식은땀이 주 증상이었다. 한번 시작된 공황은 좀처럼 멈추지 않았다. 불특정하게 아무 때나 시도 없이 증상이 나타났다.

처음 진단을 받은 곳은 접근성이 쉬운 병원을 선택했다. 개인병원이었다. 처방됐던 약은 주로 안정제, 항불안제 종류였다. 취침 약으로는 수면제도 추가됐다. 정신건강의학과 약은 처음 먹어봤기에 적응이 쉽지 않았다. 담당 주치의는 초기에는 환자의 증상과 약을 맞추는 것이 환자의 개인 특성에 따라 시간이 좀 걸린다고 하였다.

약을 복용하고 나면 하루 종일 축 늘어져 '멍'한 상태가 되었다. 취침 약 역시 다음 날 아침까지 수면 리듬이 잡히지 않아 숙면을 취하지 못한 상태로 하루를 보냈다. 거의 약에 취해 지냈다고 볼 수 있다.

약을 복용한 뒤로 변한 것은 한두 가지가 아니었다. 일단 음수량이 이전보다 비교할 수 없을 만큼 늘어났다. 물을 마셔도 금방 갈증이 나고, 혀가 마른 듯한 증상들을 보였다. 약의 부작용 중 변비도 고통스러움을 더했다. 그러다 보니 변비약이 하나 더 추가되었다. 내 몸에서 나타나는 증상이 바뀔 때마다 약도 바꿔야 하고, 나는 또 그 약에 적응하기 위해 며칠씩 고생을 해야 했다. 몇 알씩 되는 알약을 목으로 삼킬 때마다 인생의 아픔도 함께 삼키며 쓴맛을 경험했다.

약은 우리 몸에서 조절되지 않는 신경전달물질을 조절하는 기능을 한다. 신경전달물질이란 우리 뇌에서 분비되는 화학적 물질이다. 이런 화학적 작용은 신체와 심리적 건강에 커다란 영향을 준다. 여러 종류의 신경전달물질 간에 상호보완과 균형은 인간의 감정, 움직임, 수면 등에 영향을 미치며, 자율신경계의 항상성 유지에도 중요한 역할을 한다.

하지만 어떤 특정 사건을 계기로 스트레스를 받거나 특별한 경험 후 트라우마를 겪게 되면 신경전달물질의 항상성은 그 균형이 깨어지고, 그로 인해 신경성 증상들이 발생한다. 하나의 신경증적 증상은 또 다른 증상들을 만들기 쉽다. 즉, 공황장애로 인해 우울증, 수면장애, 불안장애, 분노조절장애 등 복합적인 증상들이 발생할 수 있다.

공황장애와 관련된 대표적인 신경전달물질은 행복 호르몬이라고 부르는

'세로토닌'이다. 사실 호르몬과 신경전달물질은 엄격하게 다르다. 호르몬은 인간의 혈관을 따라 전달되고, 신경전달물질은 신경을 타고 전달된다. 엄격히 얘기하면 세로토닌은 신경전달물질이다.

공황장애 환자는 세로토닌의 불균형으로 인해 감정, 행복감, 안정감, 우울, 수면에 영향을 받는다. 건강한 일반 사람들에 비해 공황장애 환자는 세로토닌의 결핍으로 우울을 경험한다. 의학적으로 우울증 환자에게 처방되는 약물은 SSRI(Selective Serotonin Reuptake Inhibitor)라고 하는 '선택적 세로토닌 재흡수 차단제'이다. 인위적으로 세로토닌이 흡수되는 것을 막아 기분을 조절하는 약으로 사용된다.

기분 즉, 감정은 우리의 신체 반응에도 많은 영향을 준다. 활동성의 정도, 의욕과 동기부여, 움직임의 시작과 마무리 그 밖에 언어도 신체적 반응이기 때문에 음성의 볼륨, 톤, 밝기에도 반응이 나타난다. 당연히 얼굴에도 명확히 그 반응의 결과가 표정으로 드러나기 때문에 사회적인 소통에도 그 영향은 지나칠 수 없을 만큼 중요하다.

다음으로 불안을 조절하기 위한 약물로는 벤조다이제핀계에 해당하는 항불안제가 처방된다. 항불안제는 항우울제와 비교할 때 비교적 그 효과가 빠르다. 내가 처방받았던 약의 종류는 '알프라졸람'과 '클로나제팜'으로 그것들을 주로 복용했다. 약은 근육 긴장을 풀어주고 신체적인 증상을 개선하여 불안을 낮추는 데 효과적이다.

약을 복용하면서 바로 효과를 가지진 못했다. 적응시간도 필요하고 내 몸 안에서의 반응도 상황마다 상이하게 나타났다. 일단 나는 약에 대한 심리적 거부감이 무척 컸다. 약에 대한 내성도 걱정이 되었고, 무엇보다 약에 의존하며 나를 움직이고 그렇게 살아가야 한다는 게 나의 우울감을 더욱 부추겼다.

약에 의해 하루를 시작해야 했던 나, 약을 먹고 잠들어야 하는 나, 감정과 행동도 약에 의해 조절되어야 하는 나를 받아들이기가 쉽지 않았다. 그런 거부감이 오히려 심리적 자극을 높이고, 신경계에 좋지 않은 반응으로 악순환이 되니 약은 더욱 증량될 수밖에 없었다. 깨끗하지 못한 정신 상태를 가진 채 하루를 보내는 것이 지옥과도 같았다.

어느 날은 약을 강제로 걸러보기도 했다. 속된 말로 의사의 말을 듣지 않는 불량 환자가 되어보는 것이다. 그런 날은 어김없이 공황 증상이 나타나고 눈물을 삼키며 다시 약봉지를 뜯어야 했다.

보통 공황장애 약은 적어도 6개월 이상 12개월은 복용을 지속하라고 한다. 그런데 나의 경우는 3년을 넘게 장기로 복용했다. 내성도 생기는 만큼 생겼고 상황에 따라 입, 퇴원을 반복하면서 약의 개수도 늘어났었다.

어느 때는 약의 부작용으로 새벽에도 일어나 밥이나 라면을 먹고 있는 나를 발견했다. 식욕 중추가 조절되지 않아 그 무렵 8kg이나 체중이 늘어났다. 사진 속 얼굴에서 두 턱을 가진 내 모습을 보고 우울감이 배가 되었다. 옷은 맞는 게 없어서 헐렁한 원피스를 주로 입어야 했다.

나는 정신건강의학과 옆 가정의학과를 방문했다. 의사에게 식욕억제제를 처방해달라고 했다. 나중에 안 사실이지만 식욕억제제는 우울증을 유발하는 부작용을 갖고 있다. 이 무슨 바보 같은 생각과 행동이었는지···. 그럴수록 나의 자존감은 바닥을 치고 자신감도 낮아졌다.

공황장애가 극심해져 공황발작의 증상이 나타나면 반드시 의사의 처방을 받은 약 복용이 필요하다. 하지만 환자가 알아두어야 할 중요한 사항은 의사의 지시를 어겨가며 약을 마음대로 늘리거나 줄이면 안 된다는 것이다. 또한, 약물을 강제로 중단하면 우리 몸에서 시스템의 불균형이 나타나며 또 다른 증상들이 발현된다.

어느 날 갑자기 약을 중단하는 일은 원 시점으로 돌아가는 아주 위험한 행동이다. 공황장애 약은 의사와 상의하에 천천히 약의 용량을 줄여가는 것이 바람직하다. 그것 또한 환자의 의지이고 노력이 필요하다. 건강을 위한 노력은 환자 스스로가 해야 한다. 아무도 나를 대신할 수 없고, 내 삶을 어느 방향으로 이끌지에 대한 열쇠는 내가 쥐고 있기 때문이다.

3년이 넘는 시간을 공황장애로 힘겹게 버텨왔는데 주변을 돌아보면 더 오랜 시간을 고통받으며 아파하는 환자들이 많이 있다. 그 기나긴 시간을 통해 내가 내린 결론은 '충분히 그 시간을 아파해라.'이다. 공황장애로 사람이 죽지는 않는다. 물론 심리적 고통으로 스스로 삶을 마감하지 않는 한 말이다.

아픔의 긴 터널을 지나오며 내가 받은 특별한 선물이 있다. 그것은 5장에서 다뤄보도록 하겠다.

04

가정까지 파고드는
불안 바이러스

가정은 삶의 공동체이자 생존에 있어 가장 안전한 보호 역할을 한다. 가족
은 구성원들이 서로의 역할을 습득하고 사회로 나아가게 하는 기초적인 단
위의 사회인 셈이다.

나의 가족은 단란한 세 식구이다. 나는 결혼 후 줄곧 학업에 몸을 담고 살
아왔다. 스물네 살 이른 나이에 결혼한 것도 단출한 가족을 꾸린 이유의 한
몫을 차지했을 것이다.

결혼 후 아들을 출산하고 아이가 여섯 살이 되던 해 새로운 인생의 도전을 위해 대학 신입생으로 입학을 하였다. 그때 내 나이가 서른하나였다. 뒤늦은 대학 생활에 '작업치료'라는 전공에 심취해서 최고의 노력을 했었다. 뒤늦은 공부가 제대로 포텐이 터진 것처럼 나는 쉼 없이 석사와 박사 과정을 도전하며 교수의 삶을 살게 되었다. 가족들에게는 아내이자 엄마로서 소홀함이 있었지만, 남편과 아들에게 좋은 영향을 끼쳤다고 생각한다.

하지만, 인생이 어찌 내 마음처럼 고요함으로만 흘러갈 수 있을까? 모교에 교수로 재직하며 조금씩 내 마음에 병이 자라나기 시작했다. 어느 날 나를 보니 한없이 나약한 공황장애 환자가 되어 있었다. 2017년 시작된 공황이 쉽게 낫질 않았다. 아니, 시간이 갈수록 더욱 무너져가는 나를 그냥 지켜볼 수밖에 없었다. 수도 없이 반복적으로 응급실을 드나드는 나란 사람.

가족들에게 비추어지는 내 모습은 더 이상 삶을 사랑하는 열정 어린 사람이 아니었다. 아프고, 우울하고, 불안한 아내이자 엄마의 모습…. 병이 시작되고 시간이 흐를수록 가족들의 걱정과 우울함도 함께 깊어만 갔다. 약을 먹고 약 기운에 깊은 잠에 빠져버리는 아내. 하루 종일 침대 밖으로 나오지 못하고 암막 커튼에 가리어진 어두운 방 안에서 꼼짝하지 않는 엄마. 우울감이 극심해져 매일같이 밀려오는 자살 충동들. 그렇게 입원을 두 차례나 했다.

형제가 없는 외동아들은 그런 엄마를 지켜보며 얼마나 답답하고 힘들었을지… 일과 가정밖에 모르는 남편은 그런 아내를 지켜줄 수 없는 속상함에 얼마나 괴로웠을지… 누구보다 밝고 열정 어린 삶을 살던 내가 가족들에게 최근 몇 년간 내비춰진 모습은 공황장애 환자, 그 모습 자체였다.

　집 안에 환자가 한 명 있으면 가족들이 나눠야 하는 고통은 이루 말할 수 없다. 몇 년 전 돌아가신 친정아버지가 떠오른다. 오랜 기간 뇌경색에 당뇨로 고생하셨던 아버지가 유명을 달리하시고, 쓸쓸하게 남겨진 친정엄마는 요양병원에서 매일 아빠를 기다리신다. 자식들이 아빠의 자리를 채워줄 수 없기에 엄마는 더욱 아빠를 찾으며 야속해하신다.

　가족이란 이런 것이다. 서로가 끊임없이 연결되어 삶을 살아가는 동안에 많은 부분에서 영향력을 끼친다. 어찌 보면 후손대대 유전자라는 연결고리를 통해 우리가 인식하지 못하는 아주 깊숙한 내면적 삶에도 그 힘은 잔잔한 파장을 만들어내는지도 모르겠다.

　가정에서 여자의 역할은 중요하다. 한 남자의 아내이자, 엄마로서의 내 역할은 어찌 보면 늘 단단한 기둥처럼 그 자리를 지켜내야 하는 것이었다. 남편은 나를 보며 사회생활의 힘을 낼 수 있었고, 아들은 엄마의 모습을 멘토처럼 생각했다. 하지만 내가 어느 순간부터 늘 약봉지를 달고 사는 나약함을 보이며 가족 안에서도 서서히 불안이 드리워졌다. 내 얼굴에 웃음기가 있었던 것은 이미 오래전이었고, 가족을 위해 따뜻한 밥 한 끼 챙겨주는 횟수도 줄어들었다. 내가 아프고 무너지는 만큼 가족들의 정서도 함께 무너지는 것을 느꼈다.

급기야 아들까지 상담을 받기 시작했다. 그런데도 엄마인 나는 공황장애에서 벗어날 수 없었고, 더욱더 병들어갔다. 내가 아픈 만큼 아들도 함께 아픈 듯했다. 그렇게 또 우리 가정에 환자 하나가 더 늘어났다. 아들도 삶에서 즐거움과 희망을 찾지 못하는 듯 보였다. 긴장과 불안이 더욱 늘어나 결국은 병원을 찾아 약을 먹어야 했다.

정신적 질환은 분명 전염되는 것이 아님에도 나는 경험을 통해 새로운 걸 알았다. 한 사람의 정서적 고통은 가족에게 전염병 그 이상으로 영향을 줄 수 있다는 걸 몸소 뼈저리게 느낀 것이다. 그 아픔과 우울함은 신체적 질병 이상으로 크고 어두운 그림자를 남긴다.

나는 세상에 소리치고 싶었다. 아프고 억울한 심정을 어딘가에 소리치며 원망하고 싶었다.

'왜 나에게 이런 고통이 머물러야 하나요… 아픈 것은 나 하나면 됐지. 왜

가족들까지 같이 무너져야만 하는 것인가요⋯.'

세상을 탓하기도 하고, 타인을 탓하기도 했다. 그러다 나를 원망하고 자책하는 순간 나는 이 세상에서 사라지고 싶다는 강한 충동을 느꼈다.

'나 하나만 없으면 세상이 평온해지지 않을까? 내가 떠나면 남겨진 사람들은 잠시 슬퍼할 뿐 다시 잘 살아가겠지?'

헛된 망상과 오만함이 나를 더욱 이기적인 삶의 늪으로 끌어당기고 있었다. 살고 싶은 날보다 죽고 싶은 날이 더 많아졌다. 어느 날은 약봉지를 한꺼번에 여러 개 뜯어 삼키고 깊은 잠에 빠져든 날도 있었다. 물론 그 몇 봉의 약으로 사람이 죽지 않는다는 걸 안다. 그걸 알면서도 그 순간 괴로움에서 도망치고 싶은 강한 욕구를 어리석은 행동으로 옮기고 있었다. 어떤 날은 술을 마시고 횡설수설 울다 잠이 드는 날도 있었다.

세상의 괴로움을 혼자 다 가진 것처럼 그렇게 나는 망가져갔다. 그런 나를 바라보는 우리 가족들, 얼마나 가슴 답답하고 얼마나 힘들었을지⋯.

아프고 힘든 세상을 살아내기 위해 시간을 돌고 돌아 삼 년 반이라는 인고의 세월을 보내왔다. 죽음을 생각하며 어둡고 절망의 시간 속에 나를 가두었던 아픔이 인생의 바닥을 경험한 듯 강한 충격으로 다가왔다.

나는 혼자가 아니었다. 그토록 아파하며 모든 것을 자포자기할 정도로 힘들었던 순간이 사실은 살고 싶어 몸부림치는 시간이었다는 걸 깨달았다. 지나온 시간에 미안했다. 아프며 보낸 시간에 겸손해졌다. 내가 앞으로 완수해 나가야 할 명확한 소명을 깨닫는 순간이었다.

인간은 경험을 통해 인생의 깊이를 알아간다. 그 깊이는 자신의 삶을 얼마나 직면하며 마주하느냐에 따라 달라질 수 있다. 대부분 사람은 거울 속에 비추는 자신의 모습조차 직면하지 않으려 한다. 자신 없고 회피하고 싶은 전형적인 외면이다.

나는 더 이상 나의 아픔에서 도망가지 않을 것을 다짐했다. 있는 그대로의 나를 수용하기로 했다. 그리고 나를 사랑하기 시작했다. 그 순간 내 눈에 남편이 들어오기 시작했다. 아파하는 아들의 모습도 보이기 시작했다. 내가 살아야 하는 이유를 깨달은 중요한 순간이었다.

감정은 전염된다. 가족 간에 정서적 교류는 건강한 사회의 기초가 된다. 나는 공황장애 치유를 통해 중요한 깨달음을 얻었다. 건강한 가정 그리고 건강한 사회에 기여할 수 있는 반석이 되겠다고 다짐하는 순간이다.

공황장애가 내게 가르쳐준 것들

불안과 공포는
동전의 양면성과도 같다

공황장애의 전형적인 증상은 불안과 공포이다. 심리적 내면에서 불안이 확장되면 불안발작으로 이어진다. 불안발작은 여러 신체적 증상들을 발현시킨다. 가장 대표적인 증상이 가슴 답답함과 함께 두근거림이다. 마치 100m 달리기를 한 듯 심장이 쿵쾅거린다. 하지만 증상은 거기서 멈추지 않는다. 꼬리에 꼬리를 문 듯 어지러움이 나타나기도 하고, 식은땀이 흐른다. 때로는 근육이 뻣뻣하게 굳어오는 증상까지 경험한다.

한 번은 퇴근하는 운전 길에 이와 똑같은 경험을 했다. 당시에는 금방이라도 혼절할 것처럼 정신마저 혼미한 듯 두려움과 공포가 밀려왔다. 갓길에 차를 세웠다. 그리고 호흡을 가다듬었다. 한 시간가량 공포에 떨던 시간이 흐르고 서서히 증상이 완화되었다. 중요한 건 이런 증상들이 상황에 따라 제각각 예측도 없이 나타난다는 것이다.

한번 상상해보라! 누군가가 내 뒤를 쫓아 와서 갑작스레 위협하는 순간들을 경험하면 누구라도 트라우마가 생겨날 것이다. 공황 증상이 이와 유사하다. 나는 아무런 준비도 되어 있지 않고, 평범했던 일상인데 갑자기 내 몸에 나타나는 증상은 나를 위험에 빠뜨린다.

결론부터 말하자면 불안과 공포를 발생시키는 기전은 같다. 우리의 뇌는 복잡한 구조와 기능을 담당한다. 대뇌에 자리한 감정과 기억을 담당하는 변연계(Limbic System)가 있다. 변연계는 여러 복잡한 구조들로 구성되는데 측두엽 내측에 편도체(Amygdala)라고 하는 부위가 있다.

편도체는 아몬드 모양의 뇌 구조로 공포에 대한 학습과 기억에 중요한 역할을 담당한다. 또한, 인간의 감정과 직결되는 영향력을 행사한다. 감정 중에서도 의식적인 감정보다는 무의식적 감정 처리에 더 많은 관여를 하고 있다. 예를 들면 공포, 분노, 적의, 공격성 등과 같은 감정에 대항하는 보호 역할을 담당하는 것이다.

내가 어두운 골목길을 혼자 걷고 있는데 누군가 내 뒤를 따라 끊임없이 따라오고 있다고 생각해보자. 머릿속에선 이미 상대방이 남자라고 생각할 것이고, 나를 위협하기 위해 쫓아온다고 느끼고 있을 것이다.

그렇다면 나는 어떤 태세를 취할 것인가? 이미 온몸에 긴장감은 가득하고 침이 마르며 식은땀이 흐를 것이다. '뛰어서 도망갈 것인가? 아니면 대문이 열려 있는 아무 집이라도 들어갈 것인가?'를 고민할 것이다. 이런 반응이 불안과 공포를 느끼는 상황이다.

상대방이 나에게 바짝 다가와 멈춰 세운다면 아마 얼음처럼 내 몸이 굳어버릴지도 모른다. 외부의 위협적 자극에 불안의 정서가 활성화되면서 공포까지 증폭되는 것이다. 가장 원초적인 정서이면서도 우리의 안전과 생존을 지켜내는 필수적인 기전이다.

누구라도 이런 경험을 하고 나면 그 골목길을 다시 걷게 될 일은 없을 것이다. 하지만 공황장애는 피할 수 없다. 빈번히 예측 없는 상태로 증상이 발생하면 그로 인한 스트레스가 약한 심리적 내성을 만들고 면역력 또한 약화가 된다. 우리는 그것을 기억하고 더 큰 불안과 공포를 만들어낸다.

앞에서 설명한 편도체의 기능이 우리를 보호하기 안전장치이면서도 공황장애는 그 안전장치로 자유로울 수가 없다. 이미 뇌의 기억회로에 두려움으로 얼룩진 감정이 스트레스 전달 경로를 통해 편도체를 활성화한다. 이후 뇌의 시상하부를 자극해 스트레스 관련 호르몬을 분비하게 한다.

여기서 끝이 아니다. 우리의 뇌는 서로 연결되어 다른 영역으로 신호를 보내고 통합 과정을 거친다. 스트레스가 올라가면 자율신경계 중 교감신경이 활성화되고 빠른 심장박동과 함께 신체 시스템에도 싸움이나 도망치기(Fight or Flight) 반응을 촉진하게 된다.

최종적으로는 인간이 고등 동물로서 기능할 수 있는 전두엽 중 전전두엽(Prefrontal Lobe)에도 영향을 주게 된다. 즉, 공황으로 인해 시작된 증상이 전체적인 뇌 회로의 연결성을 통해 판단력과 행동의 조절에도 그 영향력을 행사하는 것이다.

나의 기질은 외향형이고 적극적인 성격이다. 여러 심리 검사를 통해서도 확인된 결과이다. 하지만 공황이 시작되고 3년이 넘는 시간을 보내며 나의 기질과 성격은 많은 변화가 있었다. 사람을 좋아하고 도전도 즐기던 내가 어느 순간부터 전혀 다른 사람이 되어 있었다.

외출도 두렵고, 사람을 대면하는 것에도 대인기피가 생겨났다. 인생의 새로운 도전에 주저함이 없었던 나의 모습은 어딘가로 숨어버렸다. 모든 게 무서웠다. 사람도 두려웠다. 가족과의 상호작용도 점차 줄어들었다. 성격도 바뀌는 것 같았다. 긍정적이고 호의적이었던 성격은 오간 데 없고, 매사를 부정적으로 인식하는 나를 발견했다. 사람에 대해서도 경계심을 가졌다.

그러다 보니 나의 삶이 전혀 다른 방향으로 바뀌고 있었다. 가정에서뿐만이 아니라 직장에서도 하루하루를 버텨내는 삶으로 이어졌다. 내 마음속은 진흙탕과 같았다. 하루살이의 삶이 하루뿐이듯 허공을 맴도는 듯한 빈 껍데기 같은 시간 속에 서서히 나도 지쳐갔다.

죽음을 생각한 적도 수도 없이 많았고, 나도 모르게 인터넷 검색 역시 자연스레 끔찍스러운 서칭이 이어졌다. 지겹고 어둡고 희망 없는 삶에서 해방되고 싶은 마음만 가득했다. 하지만 적극적인 시도로 이어지지 못했다. 나 자신이 바보같이 느껴졌다. 아무것도 스스로 선택할 수 없는 무기력한 내가 싫었다. 죽음도 결정하지 못하는 나…! 아니 시도조차 어려운 나…!

나는 그렇게 나를 정면으로 응시했다. 바닥을 치는 기분이었다. 바닥을 경험해보니 더 갈 곳이 없었다. 이것도 생존본능일까? 어떻게든 살아야겠다고 생각했다. 아니, 이왕 살려면 멋있는 비상을 해야겠다고 다짐했다. 누구에게 보이기 위함도 아니고, 누구를 위해서도 아니었다. 오롯이 나 하나만을 생각하기로 했다.

주변을 둘러보았다. 현재 나에게 있는 자원이 무엇인지를 생각했다. 생각보다 많은 것들이 나를 지지해주고 있었다. 그 속에서 나의 어리석음도 함께 깨우쳐지는 순간이었다. 나의 가족, 나의 직장, 내 주변에 나를 응원하고 나에게 희망의 메시지를 주는 사람들이 여전히 많이 있다는 걸 알았다.

"하늘은 스스로 돕는 자를 돕는다."라는 말이 있다. 살아보려고 정신을 차리는 순간, 살아날 방법이 많다는 것을 깨달았다. 머쓱한 기분이 들었다.

공황장애는 나를 깊은 늪 속에 빠뜨린 듯 헤어나지 못하게 만들었다. 그리고 나는 그 늪에서 꽤 오랜 시간을 허우적거렸다. 발버둥을 칠수록 더욱 깊숙이 빠져드는 경험을 했다. 불안과 공포 증상으로 인해 나의 신경계는 위험 신호에 늘 민감하게 반응했고, 부정적인 신경 시스템이 몇 년간에 걸쳐 나를 망가뜨려왔던 것이었다. 마치 동전의 양면처럼 불안과 공포는 하나가 되어 한 사람의 인생을 곤두박질치게 했다.

지나온 시간을 돌이켜보니 아팠던 순간에 내 모습을 내가 볼 수 없었다. 우리 인생이 어느 위치에 머물러 있고, 어디로 흘러가는지 모르듯이 말이다.

나는 내 인생의 선장이다. 때로는 거친 폭풍우도 싸워 이겨내야 하고 거센 파도를 가르며 항로를 향해 종착점까지 안전하게 배를 운항해야 한다. 인생의 항로에 들어선 우리의 삶은 언제나 내 뜻대로 움직여주지만은 않는다. 때로는 인간에 대한 배신과 분노로 마음에 멍이 들기도 하고, 뜻하지 않은 위험에 부딪히며 난관을 헤쳐나가야 할 상황도 마주친다.

분명 공황장애로 인해 나는 많이 아팠고 무너졌었다. 하지만 나에게 공황장애가 발생한 이유에 대해 깊숙이 사색해보면 분명 이유가 있다. 아무런 원인 없이 발생하는 일이란 없다. 나는 근본적인 이유를 하나씩 짚어보는 삶의 성찰의 중요한 시간과 마주했다. 그리고 한 걸음을 어렵게 내디뎠다. 두려움은 시작을 위한 초석이 되었고, 불안과 공포는 내 몸의 일부인 양 끌어안게 되었다.

사람은 누구나 양면성을 지니고 있다. 마치 앞모습이 있으면 뒷모습이 존재하듯이 말이다. 처음 걸어보는 인생이라는 순례길에 발에 피멍도 생기고 무릎도 아프고 포기하고 싶은 순간도 생길 수 있다. 걷고 걷다가 힘이 들어, 오던 길을 되돌아보니 이미 많은 인고의 시간을 거쳐 이 자리에 머물러 있는 것을 알았다.

파울로 코엘료의 『연금술사』를 보면 우리는 누구나 연금술사가 되기를 갈망하며 인생의 여정을 통해 끊임없이 나아간다. 나는 인간적 차원의 나를 만날 수 있는 시간을 경험했다. 그리고 다시 걷기 시작했다. 공황장애를 넘어서서 진정한 나의 자아를 찾아낼 수 있는 연금술사와 같이 내 꿈의 지도를 펼치고 있다.

공황장애가 내게 가르쳐준 것들

06

불안과 공포가
일상에 미치는 영향

하루의 일상은 아침에 눈을 뜨는 것으로 시작해서 취침까지 이어진다. 그 날에 주어진 일과에 맞추어 몸을 움직이고 정신을 깨운다. 어느 날 이른 시간에 눈이 떠지면 고요한 새벽을 커피 한잔과 함께 묵상으로 시작한다. 평범하고 여유를 찾을 수 있는 나만의 시간을 만드는 순간이다. 이것은 나의 생체리듬이 건강했을 때의 일상이다.

우리는 그날의 컨디션에 따라 하루를 보내는 모습에 차이를 갖게 된다. 아침 햇살에 기분 좋은 감정을 느끼면 하루의 시작 또한 가볍고 상쾌하다. 반면 수면이 부족하거나 몸이 무겁다고 느끼는 날엔 어김없이 그날 하루의 컨디션은 엉망이 된다.

공황의 증상은 어떠한가? 그동안 나에게 머물렀던 공황장애로 시작된 불안은 나의 삶에 깊숙이 파고들어 마치 좀벌레처럼 조금씩 서서히 나의 일상을 무너뜨렸다. 새벽에 시작된 심장의 통증으로 응급실을 찾는 다음 날엔 출근조차 할 수 없었고, 그 여파는 며칠간 나를 괴롭혔다. 또 언제 나타날지 모를 공황발작에 대한 두려움으로 늘 불안에 떨며 정신은 한없이 바닥으로 곤두박질쳤다. 그런 생활 속에서 긍정이란 말은 감히 떠올릴 수조차 없다. 마음의 평화를 아무리 외쳐봐도 몸에서 나타나는 신호를 막을 수는 없는 노릇이었다.

세계보건기구에서는 '건강'에 대해 '신체적, 정신적, 사회적으로 완전히 안녕한 상태'라고 정의한다. 과거엔 건강과 장애에 대한 범주 안에 기능적 손상과 장애 외에 '핸디캡'이라는 사회적 불이익 상태를 포함했었다.

이후 개정된 국제기능장애건강분류 모델에서는 핸디캡이 '사회적 제약'으로 바뀌며 새로운 개념의 건강과 장애 모델을 제시하였다. 즉 사회적 제약으로 인해 사회적 참여를 할 수 없는 상태가 장애 여부를 결정짓는 요소 중 하나라고 제시한다. 선천적으로든 후천적으로든 장애가 있는 자라 할지라도 사회적 참여에 제약이 없고, 자신의 역할을 잘 수행할 때 건강한 상태임을 강조하는 것이다.

공황장애는 미국정신과협회에서 정신장애에 대한 진단분류에 속하는 정신과적 질환에 포함된다. 불안장애에 속하는 하위 진단 영역 중 하나인 것이다. 앞에서 장애에 대한 개념을 제시하였듯이 대부분의 정신과적 질환 역시 신체적 손상이 없음에도 불구하고 일상생활에 크나큰 지장이 생기고 현저히 그 기능에도 문제가 지속해서 발생하는 상태를 갖는다.

내가 공황장애로 가장 힘들었던 건 불특정하게 증상이 시작되는 다양한 양상들로 인해 날이 갈수록 불안이 커져만 가는 것이었다. 그로 인해 당연히 일상에서의 제한도 함께 늘어갔다.

가정에서 가장 큰 변화는 가족들에게 편안하고 안정된 아내와 엄마가 아닌 걱정을 끼치는 사람으로 전락했다는 것이다. 시간이 갈수록 청소도 안 하게 되고, 식구들을 위한 음식도 거의 외식 내지는 반찬을 사다가 먹는, 일명 '대충 때우기'식의 형태로 바뀌었다.

어디 음식뿐일까? 반려견들과의 산책도 줄어들고, 남편하고 이벤트처럼 즐기곤 했던 여행도 하지 않게 되었다. 아들하고 얼굴을 맞대고 나누던 대화도 확연히 줄어들었다.

집에 있는 내 모습을 표현하자면 온종일 잠옷을 입은 채로 안방에서 꼼짝도 하지 않고, 어두운 침대 속에서 누워만 있는 중환자의 모습과 다를 바가 없었다. 머릿속에 복잡한 생각을 하는 것도 싫어서 생각이 올라오면 비상약을 하나 더 삼키고 또 그렇게 침대 속으로 숨어 들어갔다.

살아 있어도 사는 것이 아니었다. 숨만 겨우 쉬고 있을 뿐 이미 내 몸과 영혼은 땅속 깊숙이 묻힌 듯 영혼 없는 상태로 하루하루를 보내야만 했다. 아팠다. 마음이 갈기갈기 찢겨나가는 심정이었다. 몸의 통증이 아닌 마음의 통증이 이토록 무서운 건지 뼈저리게 느끼며 시간을 보내왔다.

침대에 누워서 할 수 있는 건 핸드폰으로 유튜브를 보거나 네이버 실검에 올라온 기사들을 보는 게 전부였다. 그것도 나의 선택이었을까? 내 눈에 들어오는 건 사건 사고가 가득한 사회적 이슈들이었다. 그리고 또다시 그 안에 빠져드는 절망의 나락으로 추락하는 나를 발견한다.

도돌이표처럼 꽤 오랜 기간을 암울함에 빠져들었다. 세상에서 도망치고 싶은 마음밖에 들지 않았다. 아니 정확히 말하면 매일이 죽음이고, 매일이 죽고 싶은 마음이었다.

공황은 이토록 무서운 병이다. 멀쩡했던 그리고 누구보다 건강했던 한 사람이 한순간에 모든 기능이 마비된 것처럼 스위치가 내려진 상태로 살게 되는 무시무시한 병이다. 처음엔 공황으로 나타난 증상이 불안하고 두려웠는데 그것은 공포로 바뀌고, 깊은 우울증으로 나를 몰아세웠다. 정신과적인 복합장애가 생겨난 것이다.

공황은 공황발작으로 이어진다. 공황발작은 극심한 불안과 함께 공포를 조성한다. 스스로 제어할 수 없는 마치 브레이크가 고장 난 자동차와 같다.

공황장애에 대한 진단적 편람을 보면 공황발작에 대해 원인 없이 갑작스럽게 발생하는 불안장애의 아형(sub type)으로 분류하고 있다. 나의 경험으로 살펴보면 그렇지 않다. 반드시 원인이 있다. 그 원인을 찾아내는 것은 공황장애를 완치할 수 있는 핵심 포인트가 될 수 있다고 확신한다.

나의 경우는 외상 및 스트레스 장애의 분류인 적응장애를 주요 진단으로 받았다. 거의 PTSD와 유사한 증상을 갖는 병이다. PTSD는 세월호 사고나 과거 삼풍백화점 붕괴, 대구 지하철 참사처럼 외상성 사건에 의해 노출된 뒤 트라우마를 형성하고 그 기억에서 벗어날 수 없는 심각한 정신적 후유증을 남긴다.

적응장애는 뚜렷한 스트레스 요인에 의해 발생하는 것으로 직장 내 괴롭힘이나 반복적인 스트레스의 압력, 충격적인 사건을 접한 뒤 나타나는 정서적 장애로 설명된다.

인간의 몸을 통해 쉽게 설명을 하자면 내가 한 자세로 머물러 계속 압력이 피부에 가해질 때 처음엔 빨갛게 발진이 생기고 이를 그대로 방치를 하면 발진이 터져 염증이 되고, 또 이런 상태가 계속 계속되면 괴사까지 이르는 욕창이 생긴다.

우리의 정신 영역도 똑같다. 외부 스트레스가 처음 주어질 땐 회복 탄력성이 있어 쉽게 심리적 상태를 원래대로 돌려놓게 된다. 하지만 그 스트레스가 반복적이고 예측할 수 없이 더 과도하게 주어질 땐 정신적 영역이 역치 이상의 기준을 넘어서게 되고 그 충격에서 벗어날 수 없게 된다. 이를 심리적 용어로 '학습된 무력감(Learned Helplessness)'이라 한다. 피할 수 없는 힘든 상황을 반복적으로 겪게 되면 그 상황을 피할 수 있는 상황이 와도 자포자기하는 현상을 의미한다. 이는 우울증으로 이어질 수 있다.

나에게 처음 공황이 시작된 것은 이와 유사한 사건을 경험한 이후다. 사회라고 하는 거대한 조직 안에서 거짓이 진실이 되고, 진실은 거짓에 묻혀 고스란히 나에게 피해를 가져오는 사건을 경험했다. 마치 대한항공에서 벌어진 땅콩 회항 사건처럼 말이다. 엄연한 범죄적 행위가 법이라고 하는 구조적 틀 안에서 왜곡되고 덮어지는 '정의'와 상관없는 사회를 경험했다. 그 사회는 나에게 입 다물고 조용히 살아가야 함을 암묵적으로 경고했고 나는 그 이후 공황이 시작됐다.

법을 아는 사람들이 법을 이용해 사회를 병들게 하는 경우가 있다. 권력을 가진 사람들이 그 지위를 이용해 자신의 이득을 챙기고 사회적 병폐를 만드는 경우도 뉴스를 통해 자주 접하는 이슈들이다. 힘없는 자, 홀로 선 자에 대해서는 누구도 정의의 깃발을 들어주지 않는다. 이것이 사회이고, 이것이 조직이며, 이것이 우리나라의 단편적 모습이다.

나는 공황장애로 인해 생겨난 불안과 우울에서 벗어나고자 많은 애를 쓰며 살아왔다. 힘없고, 나약한 사람이라 할지라도 존엄한 한 사람으로 이 세상에 존재하고 있고, 나에게 왜 공황이 시작되었는지 명확히 인식하고 있다.
삶은 살아내기 위한 수동적 형태도 있지만, 살아가기 위한 능동적이고 목적적인 궁극적 의미도 함께 지닌다.

공황이 시작되고 일상에서의 변화는 어마어마했다. 생을 스스로 끝내고 싶은 어리석은 마음도 가져보았고, 나에게 맡겨진 역할을 다 하지 못해 참담한 심정의 절망감도 경험했다.

통증을 원하는 사람은 없다. 하지만 우리는 생존을 위해 통증을 느껴야 그것에 대한 대처도 가능하고 예방도 할 수 있는 것이다. 공황장애와 우울증도 마찬가지다. 심리적 질병으로 내 인생의 몇 년을 잃어버린 듯했지만, 분명히 이 경험은 나를 살게 한 귀한 자원이 됐다.

나는 나의 일을 사랑한다. 학생들을 만나고 교육하고 공부하는 직업에 매력을 느낀다. 그리고 그 공간에는 항상 책이 있다. 내가 심리학을 전공하고 심리적 건강에 아픔을 경험한 것 역시 사랑한다.

모든 것이 자동화되고 온라인으로 바뀐 이 시점에 우리는 더욱더 마음의 병을 앓게 될 확률이 높다. 나의 이 경험이 세상에 나와 건강한 삶을 이끄는 도구로 쓰일 것을 기대하기에 나의 일상은 또다시 생동감을 되찾고 있다.

07

누구나 불안을 경험한다

불안은 친숙하지 않은 환경이거나 위협적인 상황에 대응하고자 할 때 나타나는 정신적 반응을 의미한다. 예를 들어 시험을 앞두고 있거나, 발표해야 하는 상황, 면접에 응시하는 상황 등 일상생활 속에서 있을 수 있는 특정 이벤트로 인해 누구나 불안감을 느끼는 건 지극히 평범하다고 볼 수 있다. 특히 작년부터 전 세계를 뒤흔들어놓은 코로나19와 같이 인간에게 위협적인 사회적 불안 요소가 있을 때는 더욱 혼란과 불안이 가중되어 일상에서도 많은 지장이 초래된다.

우리는 불안을 느낌으로써 미래에 대한 준비 태세도 갖추게 되고 예측력과 노력이라는 정상적인 삶의 과정을 만든다. 하지만 병적 불안은 다르다. 단순한 기분에서 끝나는 불안이 아닌 일상생활 깊숙이 부정적인 영향을 주는 불안장애를 이해할 필요가 있다.

일반적으로 느끼는 가벼운 불안은 오래 지속되지 않는 반면, 병적 불안은 지속적이고 극심한 증상과 과도한 스트레스로까지 이어지며 뇌 기능에도 이상적인 예후를 만든다. 특히 뇌의 신경세포 간에 상호작용에 관여하는 신경전달물질에 이상 신호를 만들어 신경전달 체계의 불균형을 만든다. 균형이 깨진 신경체계는 우울증을 만들거나 약물 복용 및 알코올 의존, 수면장애 등 여러 부작용을 자극한다.

나에게 불안이 가득하다는 걸 알게 된 건 공황이 시작되기 이전이었다. 사회생활에 미숙함이 많았던 나는 강박적인 성격이 아님에도 대부분의 일 처리를 할 때 완벽함을 고집했다. 그건 윗사람에 대한 예의라고 생각했고, 일을 잘하지 못한다는 얘기를 듣고 싶지 않은 인정욕구가 있었는지도 모르겠다. 무엇보다도 나에게 부족했던 면은 자기표현이 무척 서툴렀다는 점이다. 어렵고 힘든 일이 있어도 혼자서 전전긍긍 끌어안고 있을 때가 많았다.

대학에서 교수로서의 삶을 살지만, 동시에 학생들을 교육하는 것 외에 행

공황장애가 내게 가르쳐준 것들

정적인 업무 처리도 꽤 많이 주어졌다. 학교에 임용된 지 얼마 되지 않아 나에게 학과 프로젝트에 대해 책임자로서 임무가 주어진 적이 있었다. 계획서도 작성해야 했고, 과제의 프로세스에 맞게 업무 분담을 해야 하는 등 과제 책임자로서의 막중한 업무에 부담감을 크게 느꼈었다. 다음 날 오전 9시 수업이 있어도 날밤을 새워 프로젝트 과제를 작성하기도 했다. 내 나름대로 열심히 해보고자 하는 마음에서였다.

교수들 간에 수업시간이 각자 달라 점심시간을 활용해 회의가 이어지곤 했다. 밥을 먹으며 이어지는 과제에 대한 논의에서 꾸중 비슷한 소리를 듣게 되면 그날은 어김없이 점심 먹은 게 체해서 소화제를 몇 병씩, 몇 알씩 달고 살았다. 다른 교수님들과 상의 없이 혼자서 과제를 채워간 날 역시 질책이 이어지기도 했다. 눈물에 콧물에 화장지로 닦아가며 회의가 이어진 날도 있었다. 그 당시는 그 상황이 마냥 억울하게만 느껴졌다. 그렇게 시작된 작은 불안의 불씨가 시간이 지나며 내 머릿속에 긴장감을 만들었고, 자동반사적으로 작은 자극에도 민감해지는 나를 발견했다.

지금 생각을 해보면 누구든 사회 초년생으로서 있을 수 있는 일이다. 그 당시 나이만 마흔이란 세월을 보내왔지 사회에선 초보자일 뿐이었다. 대처 능력이 부족했다. 사회적 유연성도 떨어졌다. 예민한 반응도 늘어갔다. 시간이 지난다고 나아지는 것이 아니었다. 직장생활이 항상 긴장감의 연속이었다.

또 언제 나를 부를까? 또 언제 꾸중과 같은 질타가 떨어질까? 늘 전전긍긍하는 마음을 가지며 안절부절못하는 시간이 늘어갔다. 그런 시간이 공황이 시작된 작은 불씨가 되지 않았나 생각한다.

미국정신의학회 정신장애 진단 기준에 따른 불안장애는 공황장애를 비롯해 범불안장애, 사회공포증 등 다양한 질병으로 구성되어 있다. 불안장애의 하위 진단이 여러 장애로 구분되듯이 원인 또한 하나로 설명될 수 없다. 유전적 요소를 포함해 정서를 담당하는 뇌 영역의 신경전달물질 과다 또는 과소로 설명되기도 한다. 특정 경험을 통해 병적 불안을 발생시킨 것도 또 다른 원인에 포함된다.

불안장애를 만드는 뇌의 영역은 이성적 판단과 사고를 담당하는 전두엽과 감정과 기억을 관장하는 변연계가 있다. 그 밖에도 우리 몸의 운동을 조절하는 기저핵과 시각중추인 후두엽이 관여한다. 즉, 뇌의 다발적 영역에서 불안에 대한 조절력을 통제하고 또는 그 통제력을 상실하기도 하는 것이다.

인간의 뇌는 각각의 영역별로 기능을 설명하기가 어렵다. 우리는 외부적으로 다양한 감각적 입력을 통해 그에 대한 정보를 뇌로 올려보내고, 뇌 안에서는 복잡하게 연결된 협력적 관계를 통해 운동을 산출해낸다. 엄격히 말하면 감정이나 생각, 여러 인지적 요소들 역시 뇌에서 만든 결과이다.

불안장애를 이해하기 위해서는 나 자신의 감각적 경험들과 기억 그리고 뇌의 통합적 해석까지도 인지해야 한다. 내가 사회생활을 통해 경험한 스트레스와 긴장감이 결과적으로 불안을 만드는 원인으로 증폭되었고, 그로 인해 공황장애까지 발생했듯이 말이다.

나를 이해하는 것이 중요하다고 생각했다. 분명 불안과 공포, 공황장애가 특정 원인으로 발생하는 것은 사실이나 그 원인을 외부의 탓으로 돌려선 안 된다. 모든 질병은 내 안에서 신체적으로든 정신적으로든 겪어내야 하는 증상이고 그것을 마주하며 인정하고 치유해야 하는 것 역시 나의 몫이다.

내가 무엇에 민감하고 어떤 것을 즐기는지, 내가 두려워하는 것은 무엇이며 회피하려고 하는 것은 어떤 것인지, 나를 안다는 것은 외부적 자극에도 유연히 대처할 수 있는 통찰을 가능하게 해준다. 막연함이 아닌 정확하고 또렷한 관점에서 나를 직면하게 해주는 힘을 갖게 된다. 그것은 자신감과 인내력을 높일 수 있고, 긍정적인 사고에도 도움을 준다.

막내로 자라온 나는 내 생각을 표현할 기회가 부족했다. 나의 가치관과 다른 상황이 생길 때 그것을 설명할 방법을 몰랐다. 아니, 가족들은 그런 표현을 수용해주지 않았다. 나는 불만이 있어도 입을 꾹 다문 채 유년기를 보내며 성장했다.

가족 중에 유일하게 나를 받아주던 사람은 엄마였다. 엄마는 막내인 나에게 늘 비위를 맞추기 위해 쩔쩔매는 모습을 보이셨고, 밥 한 숟가락 우유 한 잔 더 먹이려고 "우리 애기, 우리 애기."라고 하시며 나의 어리광을 다 받아주셨다. 난 그런 엄마에게 늘 짜증 섞인 감정표현으로 신경질적인 모습을 보이곤 했다. 대화할 줄 몰랐던 것이었다.

그런 나의 성격은 결혼 후에도 이어졌다. 신혼 시절 시댁에 대한 어려움이 고스란히 스트레스로 다가왔고 남편하고 다툼도 많았다. 남편 역시 성장하며 부모님과 떨어져 타 도시에서 홀로 큰 사람이었기에 소통하는 것에 어려움이 많았다. 사랑의 결실로 결혼을 선택했던 우리는 참 많이 싸워가며 신혼을 보냈다. 나의 소통 방식의 결핍을 이해한 것도 최근 시점이다.

그 이후로 나의 삶이 달라지기 시작했다. 내 마음을 이해할 수 있게 되었고, 스트레스를 해결하는 방식도 세련되어졌다. 조급했던 성격도 바뀌어 여유를 느끼며 사색할 수 있게 되었다. 일상의 여러 부분에서 변화가 생겼다.

불안은 자신을 이해하고 새롭게 인식하는 것만으로도 조절이 가능해진다. 마음을 인식하기란 쉽지 않다. 눈에 보이지 않고 자기 생각의 틀에 끼워 맞출 수 있기 때문이다. 가장 쉽게 접근할 수 있는 것은 나의 몸인 신체를 관찰하는 것이다. 내가 현재 입을 꽉 다물고 턱관절에 긴장을 머금고 있는지를 보는

공황장애가 내게 가르쳐준 것들

것도 필요하다. 다른 사람들과 대화할 때 팔짱을 끼고 있거나 나 자신도 모르게 주먹을 쥔 채 손바닥에 땀이 가득 차 있는지를 아는 것도 중요하다. 회의에 참여할 때도 다리에 힘을 주어 꼰 채로 긴장감이 있는지…

우리는 몸을 통해 외부 감각을 받아들인다. 그런데 외부 감각이 긴장 가득한 몸으로 들어올 때 우린 그 감각을 어떻게 해석해서 인식할까? 누워서 바라보는 세상과 앉아서 보는 세상, 그리고 서 있는 자세로 바라보는 세상은 전혀 다른 감각적 작용으로 뇌의 신호를 만들어낸다.

심리적 예민함보다 몸의 민감함을 인식하는 것도 불안을 조절할 수 있는 좋은 대안이 될 수 있다. 지금, 이 순간의 내 모습을 있는 그대로 수용해본다. 눈에는 어떤 사물이 비추어지고 있는지를 알게 된다. 손에 느껴지는 키보드의 소프트한 터치는 한 글자 한 글자를 만들어내는 동안 내가 숨 쉬고 있음을 알게 한다. 스피커에서 잔잔히 들려오는 감미로운 음악에도 귀 기울여본다. 노래 가사와 멜로디가 서정적이고 감성을 녹이기에 충분함을 느낀다.

불안은 나를 인식하고 존재하는 그대로를 받아들일 때 훨씬 조절하기 쉬워진다. 아주 단순한 원리이다. 단 1분만 나에게 머물러봐도 그 효과는 바로 느낄 수 있다. 더 이상 불안은 나에게 머물지 않는다. 나는 나를 스스로 통제할 수 있는 능력이 있다.

08

당신은 왜 불안한가?
왜 우울한가?

인간은 포유류다. 미국의 뇌 과학자인 폴 맥린은 진화론적 관점에서 인간 뇌의 3가지 구조를 주장한다. 첫 번째는 파충류의 뇌로 현재와 생존의 뇌 기능을 한다. 두 번째는 포유류의 뇌로써 과거, 감정의 뇌를 설명하고 있다. 제3의 뇌인 영장류의 기능은 미래와 이성의 뇌 관점을 주장하고 있다. 엄마의 자궁 안에서 태아가 수정되고 발달하는 과정에서 신경계가 발달하고 인간이 고등 동물로서 하게 될 기능도 서서히 갖추게 된다.

인간이 불안을 느낄 수 있는 것은 뇌의 발생 과정에서 감정 뇌에 해당하는 변연계의 편도체 형성으로 설명할 수 있다. 어떤 상황에서의 분노와 화, 슬픔, 불안과 같은 여러 감정을 나타낸다.

우리가 생존을 위해 숨을 쉬고 재채기를 할 수 있는 뇌 영역의 발달 과정 이후에 감정 뇌가 발달하게 된다. 즉, 감정의 적신호가 켜지고 컨트롤을 할 수 없게 되면 영장류로서 할 수 있는 고등 기능에도 기능적 제한이 따르게 된다.

우리가 움직임을 통한 활동을 하고, 생각하고, 감정을 느끼는 모든 기능에서 뇌의 영역을 제외한 채 설명할 수 없다. 인간이 살아 숨 쉬는 모든 과정에 우리 뇌는 전면적인 지원을 해주는 것이다. 그렇다면 과연 인간은 왜 불안을 느끼고, 왜 우울함을 느끼는 것일까?

우리는 엄마 자궁 안에서부터 시작해 수많은 경험을 통해 성장한다. 수많은 경험이란 감각적 작용으로 나의 뇌를 자극하고 시스템화하는 것을 의미한다. 자극이 없으면 반응도 없다. 똑같은 환경 안에서 감각적 자극을 어떻게 인식하고 받아들이는지에 따라 반응도 차이가 난다.

발목에 골절이 생겨 한 달간 석고붕대를 했다고 생각해보자. 한 달 후 석고붕대를 풀어보니 반대쪽 다리보다 확연하게 가늘어져 있는 것을 발견할 수 있다. 감정 그리고 생각도 마찬가지다. 아무런 자극 없이 한 달을 보내면 나의 뇌는 그만큼의 활동성이 줄어들고 뇌세포도 퇴화한다. 내가 어떤 환경에 노출이 되고, 그 자극을 어떻게 받아들이는지에 따라 생각과 사고가 달라지고 한 사람의 인생이 변한다.

나는 어려서부터 막내로 자란 서열상 위치 때문인지 윗사람에 대한 어려움을 많이 느꼈다. 무조건 수용해야 한다는 부담감과 함께 거부감도 컸다. 내가 가진 기질은 외향적이고 적극적이며 도전을 즐기는 성향에 반해 성장 과정에서 거부당하거나 질책을 받는 경우를 경험했다.

나의 가정은 굉장히 보수적이었다. 나는 초등학교 때는 걸스카우트를 했고, 중학교 때는 누리단이라는 단체에서 활동을 했다. 그런데 체험 활동으로 캠프를 가야 하는 일이 생기면 어김없이 집에서 가지 못하게 반대했다. '여자는 밖에서 자는 것이 아니다'라는 이유였다. 나로서는 이해가 어려워도 막내에 어린 내가 항변을 할 도리가 없었다.

그런 생각과 행동이 나에겐 자동적 사고를 만들었다. 나는 빨리 어른이 되고 싶었다. 어른이 된다는 건 독립적인 삶을 사는 것이고, 더 이상 누군가의 간섭을 받지 않는 삶을 사는 것으로 착각했었다. 스물네 살에 결혼한 것도 그런 이유에서이다.

더 큰 책임감과 더 큰 간섭이 생겨났다. 성장 과정에서 경험했던 유사한 자극이 주어질 때 나는 커다란 저항감을 느꼈다. 나의 뇌 안에서 '간섭은 부정적 자극이다'라는 반응을 만들어냈던 것이다.

우리 뇌는 계속해서 변한다. 뇌의 변화는 '신경가소성(Neuro Plasticity)'으로 설명된다. 내가 어떤 환경, 어느 자극에 노출되고, 새로운 경험 여부에 따라 뇌에서는 새로운 시냅스를 생성한다.

빈번하게 자주 사용하는 활동에 대해서는 뇌의 활성화가 차츰 줄어들게 된다. 굳이 신경을 쓰며 의식적 활동을 할 필요가 없는 것이다. 예를 들어 평상시에 자세라든가, 보행, 밥 먹는 행위 등이 그렇다.

나는 스물한 살에 운전면허를 취득했다. 곧바로 자가운전을 했고, 시간이 지나면서 너무나 익숙하게 하고 어려움이 없었다. 문제는 고속도로에서 발생했다. 박사 과정을 시작하고 타 지역으로 이동을 해야 해서 고속도로 운전을 처음 했다. 마치 초보 운전자처럼 모든 차가 내 차로 다 들이닥칠 것 같은 두려움이 밀려왔다. 이렇게 도로에서 죽을 것 같았다. 불안과 떨림이 아직도 생생하다. 기도했다.

'하느님, 저 이제 열심히 살아보려고 박사를 도전했습니다. 그런데, 제가 이

렇게 운전하다가 고속도로에서 죽는다면 저는 아무것도 이루지 못하고 제 인생이 너무 허망합니다…'

'두려워 마라. 겁내지 말아라. 세실리아는 이미 충분히 열심히 살아왔단다. 내가 너를 지켜줄 것이다.'

바로 응답이 왔다. 그 응답과 함께 나는 시속 100km, 120km, 그 이상 쭉 쭉 달리며 외래 강의를 해야 하는 곳까지 안전하게 운전을 할 수 있었다. 익숙해진 것이다. 안전하다고 느낀 것이다. 더 이상 나의 뇌에서는 고속도로 운전이 두렵거나 무서운 활동이 아니었다. 반복적인 운전을 하며 의식적 작업이 무의식적 작업으로 넘어갈 정도로 능숙함을 갖게 되었다.

우리의 감정 중 불안과 우울도 다르지 않다. 똑같은 감각적 경험을 어떻게 인식하고 처리하느냐에 따라 뇌는 전혀 다른 반응을 보인다. 불안이라는 긴장감에 반복적 노출이 있다 보면 뇌는 그에 맞는 회로를 형성한다. 뇌 회로에 전혀 새로운 신경 시스템이 만들어진다. 불안은 자율신경계의 균형도 무너뜨려 신체에 긴장과 식은땀 등과 같은 이상 반응을 보이게 만든다.

누군가가 나에게 공격적인 언어와 행동을 보인다. 나는 그 상황이 불쾌할 수도 있고 똑같이 대응할 수도 있다. 하지만 태세를 전환한다. 무시하는 것이다. 그리고 웃어본다. 짧은 순간이지만 사고 전환을 해보는 경험을 거

공황장애가 내게 가르쳐준 것들

친다. 그 결과는 어떠할까? 이런 사고의 전환을 심리학에서는 '리프레이밍 (reframing)'이라고 한다. 기존에 갖고 있던 프레임을 새로운 틀로 바꾸는 것을 의미한다.

대부분 사람은 아직 다가오지 않은 미래에 대해서 불안해하고 마치 미래를 예견이라도 하는 것처럼 상상의 나래를 펼치는 경우가 있다. 그 불안은 더욱 증폭되어 공포와 우울을 만들어낸다. 앞에서 제시했던 것처럼 시험에 대한 불안은 분명 긍정적인 효과가 있다. 미리 시험 준비를 하고 좋은 성적을 얻기 위한 준비와 대처를 할 수 있다.

하지만 불안 대부분이 이런 긍정적인 효과를 가져오는 것은 아니다. 오히려 일어나지 않은 미래를 예측하며 부정적인 생각을 하게 되고 미리 자포자기하여 희망 없는 미래를 만들어낸다. 새로운 기회에 대해서도 부정적인 인식과 선택을 할 확률도 높아진다. 그런 일련의 삶이 계속 이어지다 보면 현실회피와 같은 또 다른 뇌 신경 회로를 형성한다.

인생은 선택이라고 하는 기회들을 통해 자신의 삶을 만들어간다. 아침에 눈을 뜨고 하루를 시작하는 순간부터 선택의 기회가 시작된다. 지금 눈을 감고 조금 더 잠을 잘지, 아니면 여유 있는 하루를 시작하기 위해 바로 몸을 일으킬지 말이다. 그날 입을 옷을 선택하는 것부터 머리 스타일, 화장, 신발 등

수도 없는 갖가지 선택할 요소들이 주어지고 나는 그중 그날 컨디션에 맞는 것을 고를 수 있다.

사람의 감정 상태도 마찬가지다. 우울한 사람은 우울한 환경을 더 많이 선호한다. 그런 뉴스 기사나 그런 비관적인 상황에 더 많은 접촉을 하게 된다. 내가 생각하는 사고 관념에 따라 내 눈에 뜨이는 세상의 환경 선택도 달라지는 것이다. 마치 내가 그랜저를 타면 그랜저만 눈에 보이고, 내가 골프를 좋아하면 골프 관련 방송이나 장비들이 더 많은 관심거리가 되듯이 말이다.

나는 왜 내가 공황장애를 앓게 되었고, 불안과 공포, 우울증을 겪었는지에 대해서 생각해보았다. 가장 명확한 이유는 내가 살아온 환경과 삶의 선택 방식이 큰 영향을 주었다. 가정에서 막내라고 하는 서열 위치, 그리고 내가 가진 호기심 많은 기질적 성격, 불만이나 불이익에 대해 표현할 줄 모르는 참을성 아닌 소극적인 인내력…. 그 모든 것이 삶을 살아오는 동안 꾸준히 누적되며 나를 병들게 했다.

좀 더 나를 건강한 방식으로 표현할 줄 알고, 불만이나 스트레스에 대해서 풀어낼 수 있었다면 나는 공황장애를 앓지 않았을 것이다. 어떤 사람은 그런 성격으로 인해 뇌졸중을 앓게 될 수도 있고, 암을 앓게 될 수도 있다. 모든 병에는 원인이 있다.

자신에 대한 이해와 객관적인 통찰이 가능할 때 우리는 비로소 건강한 자아를 형성할 수 있다. 그에 따라 자존감도 높아진다. 자기의 생각과 사고를 어느 방향으로 이끌 것인지는 자신의 선택 여부에 달려 있다. 당신은 왜 불안한가? 왜 우울한가? 그 답은 당신이 정확히 알고 있다.

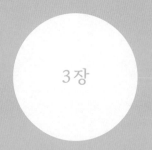

3장

마음을
다스릴 수
있는
7가지
방법들

스마트하게 생각하는
습관을 가지기

사계절의 변화 속에 자연의 빛깔이 달라지듯이 우리들의 마음도 시시때때로 변한다. 마음속 프레임에 따라서 세상을 바라보는 관점에도 차이가 생겨난다. 마음과 생각은 서로 연결성이 있으나 그 기원은 다르다. 마음이란 더 깊은 차원에서 경험과 감정을 통해 생성되는 반면, 생각은 마음에 대한 통찰의 경로를 거치며 한 단계 나아간다. 그렇다면 내 마음의 프레임은 어디에서 만들어진 것일까?

사람의 감정은 자신의 몸과 마음을 통제한다. 반면, 감정은 우리의 몸과 마음을 통제하지 못할 수도 있다. 괴로움에 몸부림치는 순간 내 몸을 내가 마음대로 컨트롤하지 못하는 것과 같다.

괴로움은 고통으로 이어지고 고통은 순식간에 나의 존재를 흔들어놓기도 한다. 내가 공황장애를 겪으며 무너졌던 그 시간처럼 말이다. 세상에 대한 원망과 환멸감을 느끼기도 했고, 희망이란 미래는 감히 상상조차 할 수 없다. 내 마음속 프레임은 나를 죽음의 문턱까지 데려다 놓는다.

사람들을 바라보는 관점도 바뀐다. 내 주변에 있는 많은 사람을 신뢰하지 못하고 피하거나 마음의 문을 닫게 된다. 인터넷 검색도 부정적이고 극단적인 내용에 자연스럽게 관심을 보인다. 나의 뇌가 어떤 부정적인 회로를 만들어낼지 뻔히 짐작이 가는 상황이다. 알면서도 멈추지 못한다. 그게 바로 정신증적인 증상이다. 사물이나 사건에 대해 정확하게 보지 못하는 마음을 갖게 된다. 해로운 마음이다.

여기에서 중요한 팁이 있다. 현재를 직시해보는 것이다. 지금 내 눈앞에 있는 것에 집중하는 것이다. 지금 당신 눈앞에 펼쳐진 것을 있는 그대로 바라본다. 초록색 벽면과 주광 빛의 스탠드 불빛이 보인다. 시각적 감각과 북 스탠드의 따뜻한 느낌은 자연 그대로의 감각 자극으로 나의 뇌로 전달된다. 이 순간에 집중하는 것이다. 과거의 어떤 경험과 기억도 개입시키지 않는다. 현재

공황장애가 내게 가르쳐준 것들

에 집중하는 것만으로도 우리 뇌는 건강한 회로를 형성한다.

과거 직장에서 경험했던 일이다. 모 동료 교수가 나에게 좋지 않은 말을 뱉어냈다.

"윤 교수, 학교에 윤 교수 소문이 안 좋아. 신임 교수가 퇴근을 일찍 한다고 좋지 않게 들려."

그 말을 들은 순간부터 계속해 내 머릿속엔 복잡한 생각이 끊이지 않았다.

'나는 분명 날마다 거의 밤 10시가 다 되어서야 늦은 퇴근을 했는데… 어느 누가 그런 소문을 냈단 말인가? 그리고 나를 좋지 않게 말하는 사람은 누구이고, 그런 얘기를 전달하는 교수의 의도는 무엇일까?'

끊임없이 생각이 꼬리에 꼬리를 문다. 나한테 그런 말을 전한 교수는 채 30초도 안 되는 시간 짧은 메시지를 전했는데, 나는 과거가 되어버린 그 말을 계속해서 머릿속에 가둬두고 마음을 쓰며 괴로워하고 있었다. 기분도 좋지 않고, 심리적인 불안도 올라온다.

이렇게 통제가 되지 않는 심리적 타격은 뇌에 좋지 않은 영향을 미치며 화학적 변화를 만들어낸다. 과거의 경험을 계속 끌어안고 부정적 심리 체계를 반복하는 것처럼, 우리는 한 번도 가본 적 없는 미래에 대해서도 같은 방식을 취한다. 마치 소문에 대해 신경을 곤두세우고 있는 나의 경험처럼 미래에 대해서도 불안을 증폭시킨다.

'사람들한테 나의 소문이 안 좋게 나면 어쩌지? 이러다 학교에서 사실과 다르게 낙인찍히는 거 아니야?'

아직 일어나지 않은 미래를 생각하며 계속 나는 심리적 타격을 받는다. 과거의 짧은 경험을 내 안에 가둬두고 미래까지 연결하여 부정적이고 불안한 심리적 시스템을 만들고 있었던 것이었다.

우리의 생각은 감각적 자극에 대한 반응으로 만들어진다. 생각을 만드는 뇌 영역은 전두엽이라고 하는 앞쪽 뇌이다. 전두엽을 통해 생각이 생성되면 좀처럼 멈추기가 쉽지 않다. 특히 부정적인 생각일수록 뇌 안에 머무는 시간도 길어진다.

이때 생각을 멈추도록 하는 것이 무척 중요하다. 현재 나에게 머물러 있는 감각적 자극에 충실해야 한다. 해석과 판단을 하는 순간 감정이 개입되고 순식간에 과거나 미래로 떠나 있는 나를 발견할 수 있다. 떠오르는 생각을 멈출 수는 없다. 특히 부정적 생각이 내 안에 머무는 시간이 중요하다. 오래 지체하지 말아야 한다.

삶의 과정에서 예측하지 못한 어떤 일이든 발생할 수밖에 없다. 이런 환경에서 내가 어떻게 반응하느냐에 따라 삶의 결과는 달라진다. 일련의 삶의 과정들이 모여 나의 인격과 품성을 만든다. 사람은 본능적으로 타인을 의식할 수밖에 없다. 그로 인해 나를 더 잘 드러내는 방법과 더 잘 보이기 위한 행동을 찾는다.

스위스의 심리학자이며 정신과 의사였던 카를 구스타프 융은 자신을 꾸미는 것에 대해 '페르소나'라고 불렀다. 야마구치 슈의 『철학은 어떻게 삶의 무기가 되는가?』에 보면 페르소나란 '인간이 어떠한 모습을 밖으로 표현하는가에 관한 개인과 사회적 집합체 사이에서 맺어지는 일종의 타협'이라고 정의했다. 즉, 실제 자신의 모습을 보호하기 위해 만들어낸 가면이 페르소나라는 것이다.

융에 따르면 자신을 더 화려하게 꾸미면 꾸밀수록 더 많고 더 강한 그림자를 만들게 된다고 주장한다. 그림자란 남에게 보여주고 싶지 않은 자신의 부정적인 모습이다. 타인의 시선으로부터 자유로울 때 우리는 비로소 나다움을 찾을 수 있고 자유로워질 수 있다.

스마트한 생각이란 무엇일까? 인간은 스스로에 대해 합리적 존재라고 믿는 경향이 있다. 이 의미는 어떤 일이 있어도 감정적이지 않고 이성적인 판단으로 합리적인 결정을 내릴 수 있는 존재라고 확신하는 것이다.

롤프 도벨리의 『스마트한 생각들』에 보면, "인간은 합리적으로 보이지만 상황에 따라 얼마든지 바보 같은 행동을 한다."라고 말하고 있다. 실제로는 이성보다 감성이 앞선 행동을 취하는 경우가 많다는 의미다. 인간이 보여주는 심리적 편향성에 대해 지적하는 대목이다.

생각도 습관이다. 내가 심리적으로 불안정한 상황에 놓여 있을 땐 생각이 부정적인 프레임을 갖는다. 이후 세상을 바라보는 모든 관점을 그 틀 안에 맞추려고 한다. 사람들과의 인간관계, 사회적 지각, 나의 판단력 등 많은 요소에 그 영향력을 행사한다.

확증 편향이란 말이 있다. 사람은 자신이 보고 싶은 것만 보고 믿고 싶은 것만 믿는 경향을 가진다는 의미다. 예를 들어 '비싸면 다 좋은 거지.', '저 사람은 지식인이니까 괜찮은 사람이야.', '영어로 유창하게 말을 하면 신뢰 가는 사람이다.' 등등.

스마트하다는 건 뭔가 새로움이 아니다. 나를 직면하여 객관적으로 볼 수 있고, 그에 맞는 사고를 할 수 있어야 한다. 부단한 노력과 훈련이 필요하다. 그리고 선택적 사고에 대해서도 정확히 인식해야 한다.

하루를 살아가며 수없이 많은 중요한 선택을 통해 그것이 진리가 되기도 하고, 오류를 만드는 삶의 결과를 만들기도 한다. 생각이 많아질수록 머릿속은 온통 정신없는 회로로 얽혀 있을 것이다. 즉, 기대할 수 있는 결과물을 만들기 어려울 수 있다.

현재 나는 커피를 마시고 있는데, 생각은 이미 직장에서의 고민거리로 가득하다. 그리고 그 고민을 하나하나 분석하는 것에 꽤 많은 에너지를 소비한다. 결론은 희망 없는 미래를 답으로 찾는다. 일상이 매번 이런 사이클에 의해 삶을 지치게 한다. '파국화'를 가져오는 것이다.

스마트한 생각의 습관을 만들기에 가장 좋은 것은 놀 때는 놀고, 일할 땐 일하는 것이다. 지금 현재에 머무는 습관을 길러야 한다. 뇌의 환경을 심플하게 설정해야 한다.

도서관에 책들은 찾기 쉽게 순서대로 잘 배열되어 정리되어 있다. 언제든 그 위치에서 바로 선택이 가능해진다. 인간의 생각 즉, 사고도 다를 바 없다. 지금 내가 하는 것에 몰입할 수 있을 때 결과도 만족스럽다.

현재 나는 노트북으로 글을 쓰고 있다. 이 순간 나는 어깨에 긴장을 빼고 등을 편안히 세워 글쓰기에만 집중한다. 더 이상 내 생각을 시간 여행자가 되어 과거, 미래에 가져가지 않는다. 몸이 편안함을 느끼는 만큼 마음도 평화를 찾는다. 글도 편안하다.

스마트하게 생각하는 습관을 갖기 위해 현재에 머물고, 지금 나를 볼 수 있는 연습의 기회를 확장해야 한다. 나는 생각의 자유 안에서 더욱 스마트한 나를 발견할 수 있다.

Q & A   생각을 현재에 머물 수 있게 하는 방법은 무엇인가요?

네. 현재는 곧 지금입니다. 생각이 과거나 미래로 향하면 내 몸의 자세나 호흡을 놓치게 됩니다. 지금 나에게 머무는 감각에 귀를 기울여보세요. 내가 선택하고 있는 내 몸의 자세, 그리고 내 귓가에 들리는 자연의 소리, 머릿속을 맑게 비우고 지금을 초대하세요.

02

강박적 사고에서 벗어나기

강박적 사고란 특정 생각을 하지 말아야겠다고 생각하면서도 생각을 떨쳐낼 수 없는 것을 의미한다. 강박적 생각에서 벗어나려고 하면 할수록 더욱 그 사고 안에 갇혀버리는 결과를 보인다. 이런 사고 관념은 자신의 의지와 상관없이 발생하며 결국은 강박적 사고가 강박적 행동까지 만들게 된다.

공황이 생겨나고 일상의 변화는 상당했다. 공황발작에 대한 불안감은 늘 긴장과 초조함으로 나를 힘들게 했다. 시간이 갈수록 증상은 더 악화됐다. 사람들에 대한 의식도 많아졌다. 모든 사람이 나만 쳐다보는 것 같았고, 마치 나를 향해 손가락질하는 것처럼 스스로 위축이 됐다. 자연스럽게 나는 사람들을 기피하게 되었고, 생각의 기준도 좁아져갔다.

더 건강해보이는 것처럼 행동했고, 더 밝게 웃으며 사람들을 대하려 했다. 옷을 고르는 기준도 달라졌다. 무채색의 옷만 입던 내가 화려한 무늬의 옷들로 나를 포장하려 했다. 그렇게 사람들을 만나고 돌아서면 에너지가 금방 소진되어 시체처럼 누워 있어야만 했다.

교수로서 갖추어야 할 직업적 역할, 사회적으로 기대되는 성공적인 모습에 과도하게 집착했고, 그런 강박적 사고는 나의 행동까지 강박을 만들고 있었다. 겉모습만 강박적으로 멀쩡한 듯 보이려 했지만 사실상 나의 속은 그만큼 무너지고 있었고, 빨리 지쳐가는 것을 발견했다.

인간의 삶에서 완벽함을 가질 순 없다. 삶의 경험을 통해 지혜를 갖추고 자신을 통찰할 수 있는 성숙한 태도가 중요하다. 그런데 나는 완벽주의자가 아님에도 마치 모든 것에 실수가 없는 인공지능 로봇처럼 강박관념에 사로잡혀 살고 있었다. 그런 삶의 결과는 자신감을 떨어뜨렸고, 타인에 대한 의식을 높여 진정한 나의 모습을 잃게 했다.

당연히 자존감은 바닥을 치고 있었다. 나의 하루가 무너져가는 걸 지켜볼

공황장애가 내게 가르쳐준 것들

수밖에 없었다. 마음의 병은 더욱 커져만 갔다.

나는 경험을 통해 강박적 사고에서 벗어날 수 있는 나만의 노하우를 알게 되었다. 인위적으로 꾸며내고 만들어내는 거짓의 가면을 벗어야 한다. 남을 의식하는 그럴듯한 의사 표현, 태도, 외모 등으로부터 자유로워져야 한다.

잃어버린 나의 모습을 솔직하게 만나야 한다. 아프면 아프다고 표현할 수 있어야 하고, 힘들면 힘들다고 내려놓을 줄도 알아야 한다. 모든 것을 내 안에 다 움켜쥐면 아무것도 받아들일 수 없다. 있는 그대로의 나를 받아들이고 표현할 줄 알아야 한다는 의미다.

불안에 대한 압박감이 심해지면 강박사고가 증가하고, 불안을 떨쳐내기 위한 비합리적인 강박 행동을 되풀이하게 된다. 공황장애와 강박은 공통점이 있다. 모두가 정신적이고 신체적 증상들을 동반한다는 것이다. 그로 인해 일상의 불편감은 늘어날 수밖에 없다. 가정이나 직장, 사회생활에서 많은 제약이 생긴다.

나의 경우는 소유한 차에 대해 강박사고가 있었다. 생활 흠집이라고 하는 문 콕이나 범퍼 스크래치에도 과도하게 집착했다. 즉각적으로 서비스센터를 찾아 부품 교체와 같은 행동을 보였다. 자동차의 실내는 먼지 하나 없는 상태, 지문이 묻으면 안 된다는 강박사고를 반복했다. 가끔 남편이 내 차를 운전한 날에는 핸들에 남아 있는 끈적임이 느껴져 물티슈를 가지고 거듭 반복하며 몇 번씩 핸들을 닦아내는 행동을 하곤 했다.

당연히 실내화나 신발은 각을 맞춰 가지런히 놓여 있어야 했다. 방향도 일정해야 하고, 내가 정해놓은 순서도 있다. 그런 기준과 사고의 틀은 나를 둘러싼 생활 여러 곳에서 나를 자유롭지 못하게 했다.

강박적 사고에서 벗어나는 방법은 나의 '생각'을 스스로 다룰 줄 알아야 한다는 것이다. 끊임없이 나를 괴롭히는 걱정과 염려에서 한 걸음 물러나 있는 그대로의 나를 볼 수 있어야 한다.

내 마음을 동요시키는 걱정은 실제 존재하는 문제가 아닌 경우가 많다. 즉, 병적인 염려인 것이다. 대상과 원인이 명확하지 않은 경우가 대부분이다. 불안이란 살아가는 데 필요한 감정임이 틀림없다. 미리 문제를 예측하게 하고, 적당한 긴장을 통해 일의 능률도 높일 수 있는 기능을 한다. 병적 불안은 다르다. 지나친 근심과 반복되는 걱정으로 과도한 불안에 휩싸이게 되고, 다양한 신체적 증상도 동반된다. 그 결과로 인지적 오류를 만들게 된다.

인지적 오류는 우리 뇌의 기능에 있어서 예민도를 높임으로써 주변에 대

공황장애가 내게 가르쳐준 것들

한 확대 해석과 과민한 반응을 보이게 된다. 신경전달물질 중 세로토닌, GABA, 노르에피네프린, 도파민과 같은 화학적 물질의 불균형을 초래한다. 뇌의 불균형으로 인해 수면장애, 알코올 남용, 흡연, 중독, 자살 충동 등과 같은 생활 속에 좋지 못한 습관들도 형성된다. 이렇게 의미 없는 충동적이고 만성화된 습관들이 나를 통제하지 못하게 되고, 더욱 불안감을 증폭시킨다.

나는 새롭게 나의 습관을 하나씩 바꿔가기 시작했다. 병증이 심할 무렵 소비 습관이 겁 없이 늘어나기 시작했다. 백화점의 VIP가 될 정도로 필요도 없는 옷과 물건들을 사 모았다. 남는 건 카드 청구서에 늘어난 빚뿐이었다.

정신 차리고 나를 돌아보니 온통 허황된 물질적 욕구만이 내 안에 가득하다는 걸 알았다. 특단의 조치가 필요했다. 부끄러운 내 모습을 깨닫는 순간 카드를 모조리 가위로 잘라버렸다. 자연스럽게 생활 속에서도 미니멀 라이프까지는 아닐지라도 심플 라이프를 추구하려고 노력했다.

불안을 통제하기 위해서 블로그 글쓰기를 시작했다. 그 공간 안에서 솔직한 나를 대면하기 시작했다. 감사 일기를 시작으로 매일의 일상을 기록하고자 했다.

100일을 거르지 않고 블로그 글쓰기를 마치던 날 나는 기적과 같은 선물을 받았다. 작가가 되기로 마음먹었다. 교수로서의 삶에 나의 인생을 덧붙여 책을 펴낸다면 더 많은 사람에게 희망을 전할 수 있는 메신저의 역할을 할 수 있을 것으로 생각했다.

그러던 중 나의 블로그 이웃님께 도움을 받아 〈한책협〉의 김도사님을 만날 수 있었다. 그리고 나는 당당히 작가로서의 삶에 도전장을 내밀었다. 피그말리온 효과라는 게 있다. 간절히 원하면 이루어진다. 온 우주가 나를 도와 나의 소망을 이룬다는 걸 몸소 깨달았다.

강박적 사고에서 벗어날 수 있는 또 다른 방법이 있다. 바로 의식을 확장하는 것이다.

강박사고는 강박 행동으로 이어지는 악순환을 반복한다. 나를 더욱 좁은 생각의 틀에 가두게 되는 것이다. 작고 좁은 생각의 틀 안에서 좌충우돌 매일같이 인생을 고뇌하고 괴로워한다.

세상은 넓다. 우주는 광활하다. 거대한 우주 안에 지구별이라는 행성 안에서 작은 몸 하나로 버티고 살아가는 '나'라는 사람이 있다. 거꾸로 생각해본다. 이 세상에 내가 존재하고, 나를 중심으로 사람들이 살아간다. 지구별 안에 나는 하나뿐인 존재이다. 나의 몸과 나의 정신은 지구의 일부분을 채우고 광활한 대우주로 나아간다.

고전 물리학을 넘어서서 양자역학이 있다. 양자역학의 원리는 인간의 삶에 지대한 영향을 끼치며 많은 기술적 발전을 가져왔다. 양자역학(Quantum Mechanics)은 물리학자 막스 보른(Max Born)에 의해 정립된 이론이다. 역학은 '힘의 학문'이라 불린다. 양자역학은 '힘과 운동'의 이론이다. 라틴어 'quantum'이란 어원에서 나온 단어 'quantity'는 띄엄띄엄 떨어진 양을 뜻하는 것이다. 쉽게 설명하자면 띄엄띄엄 떨어진 양으로 존재하던 것이 힘을 받게 되면 어떤 운동을 만들어낸다는 이론이다. 나의 생각, 말, 행동은 우주 안에서 파동을 만들게 되고 의식의 확장을 통한 훈련을 통해 긍정적인 역학적 파동을 만들게 된다.

잠시 눈을 감고 고요함에 잠겨본다. 눈을 떠도 상관없다. 내 안에서 일어나는 마음의 파장과 생각에 집중해본다. 더 이상 좁은 내 심장과 머릿속에 내 생각을 가두지 않는다. 그리고 상상한다. 내가 원하는 내 모습을 그린다.

이미 공황장애는 다 완치되었고, 나는 작가로서의 길을 묵묵히 걸어나가고 있다. 더 이상 내 안에 불안과 걱정은 없다. 지금 이 순간에 나는 최고의 베스트셀러 작가가 되어 있고, 그 자신감으로 많은 사람을 살리고 있다. 나는 더욱 성장하고 있고, 더 많은 사람을 살게 한다. 이미 나는 건강한 세상을 만드는 중요한 사람이 되어 있다. 가치 있는 삶을 만들고 있다.

의식의 확장은 나의 병을 낫게 하고, 나를 성공적인 삶으로 이끈다. 생각대로 모든 것은 다 이루어진다. 당신은 지금 어떤 선택을 할 수 있는가? 아직도 어둡고 좁은 공간에 당신을 가두고 싶은가? 모든 것은 나의 선택이다. 나는 세상으로 나아가는 거대한 에너지를 느끼고 희망을 품는다. 강박적 사고는 나에게 머물 수 없다. 이미 의식이 깨어났기 때문이다.

Q & A   떨쳐버리고 싶은 생각이 자꾸 제 마음을 괴롭혀요.

심리학에서 북극곰 이야기가 있어요. 북극곰 사진을 보여주고 절대 생각하지 말라고 하죠. 생각하지 않으려고 하면 할수록 더욱 그 생각에 빠져듭니다. 마음속에 나를 괴롭히는 생각을 떨치려고 하면 더욱 그 생각 안에 사로잡히게 됩니다. 가장 좋은 방법은 떠오르는 그 생각에 이름을 붙이고 가볍게 던지세요. 예를 들어 '콩콩아! 나에게서 이제 그만 머물러줄래? 난 지금 책 읽기에 집중할 거야. 더 이상 나에게 머물지 마!' 이렇게요.

03

알코올과 멀리하기

나는 술을 좋아한다. 그리고 즐긴다. 알코올이라고 하는 술은 사람의 긴장을 완화해주는 효과도 있고, 사회적인 친목을 위해서도 좋은 기능을 한다. 물론 적당히 양을 조절하며 마셨을 때의 결과이다.

공황장애는 절대적으로 약물치료를 받아야 하는 질환이다. 조절되지 않는 심계항진의 증상을 낮추기 위해선 약물을 사용해야 한다. 공황장애의 치료는 빠르면 빠를수록 예후도 차이가 난다. 약 처방을 통해 불안을 조절하고, 자율신경계의 불균형도 다스릴 수 있다.

내가 술을 처음 접한 건 이십 대 초반 무렵이다. 맥주 한잔에도 취하고, 소주 한잔에도 정신이 없어지는 그런 시기가 있었다. 술도 약물처럼 내성이 있다. 마시면 마실수록 양도 늘어나고, 종류도 다양해지니 말이다.

나에게 공황이 시작된 후 초반에는 술을 마시지 않았다. 약물과 알코올을 함께 했을 때 나타나는 부작용에 대해 누구보다 지식적으로 잘 알고 있었기 때문이었다.

시간이 흐르며 불시에 갑자기 나타나는 공황발작의 증상들이 거듭되자 스트레스를 감당할 수가 없었다. 술이 독이라는 걸 알면서도 자연스럽게 맥주 한 캔에 익숙해져갔다. 그 순간만큼은 긴장도 풀리고 불안도 줄어들었다.

하지만 술이 혈관을 타고 내 몸에 흡수될 즈음 어김없이 기분이 저하되고 우울한 기분도 더해졌다. 우울은 생활의 활력소를 떨어뜨리고 아무것도 할 수 없을 만큼 끝없이 나락으로 나를 추락시켰다. 술의 부작용이 얼마나 큰지 알 수 있는 경험을 했다.

술은 중추신경계의 억제 물질이다. 이성적인 뇌를 억제해 감정의 증폭을 가져오는 것이다. 감정이 커지다 보면 작은 자극에도 쉽게 흥분하게 된다. 그로 인해 우울이란 감정도 더욱 커다랗게 한 사람을 짓밟게 된다.

공황장애가 내게 가르쳐준 것들

감정이 통제되지 않으면 스스로 삶을 끊어버리는 안타까운 비극을 마주할 수밖에 없다. 연예인들의 극단적인 선택에는 항상 약물과 함께 알코올 복용에 대한 부작용을 확인할 수가 있다. 복용한 약물에 술이 들어갔을 때 뇌의 이성적 사고를 억제하고 감정 뇌를 자극해 비롯된 결과이다.

그뿐만 아니라 술에 대한 의존성이 커지면서 알코올 남용 또는 중독으로 이어질 확률도 높아진다. 이후 불안감은 더욱 상승곡선을 타게 되고 악순환의 연결고리로 삶을 망가뜨리는 굴레에 빠져들게 된다. 자율신경계 또한 기능적 한계에 부딪힌다. 신체와 심리적 불균형으로 인해 일상생활에 많은 지장을 가져오는 것이다. 직장생활의 업무 처리 속도라든가 업무의 질이 떨어지는 것을 확인할 수 있다. 대인관계 역시 피해갈 수 없다.

누군가와 술을 마실 때 그 순간만큼은 불안을 덜어낼 수 있게 해주지만 이후에 따라오는 부정적인 영향은 증상을 더욱 악화시킨다. 예를 들면 짜증이 늘어난다거나 걱정이 극심해지는 증상을 보일 수 있다. 우울은 당연히 따라오는 그림자가 될 수 있다.

나는 공황을 겪는 동안 술을 늘 즐겨 마셨다. 퇴근하고 집에 돌아와 아무도 없는 가정이라는 공간에 갇힐 때면 긴장했던 마음을 내려놓고 싶은 마음에 캔 맥주를 마시는 게 일상이 되었었다. 한 캔이 두 캔이 될 때가 있었다. 그러다 술기운이 내 안에 파고들면 나를 힘들게 했던 일들은 어느새 눈덩이가 되어 더욱 내 심장과 마음을 짓눌렀다.

어느 날은 정말 자살 충동이 극에 달했다. 머릿속엔 오로지 '죽음'밖에 떠오르지 않았다. 세상 속에서 나 하나만 없으면 모든 것이 평화로울 것만 같은 착각의 늪에 빠져들었다. 아침부터 편의점에 들러 알코올 도수가 꽤 높은 소주 두 병을 샀다. 그리고 병원에서 받아온 보름 분량의 약봉지를 모두 개봉했다. 약이 꽤 많았다. 티슈 위에 담아보니 산처럼 봉긋하게 쌓였다. 안주도 없이 소주를 머그컵에 따라 벌컥벌컥 마셨다. 빈속에 마신 소주는 금방 나를 취하게 했다.

하염없이 눈물이 나왔다. 그토록 죽고 싶어 저지른 행동인데 자신이 없었다. 오후까지 눈물만 흘리다가 술이 깨버렸다. 어리석은 생각과 바보 같은 행동에 두 번 다시는 스스로 죽음을 실천하는 일이 없을 것이라는 다짐을 했다.

죽지도 못할 거면 살아야 했다. 이왕 살아야 한다면 건강하게 살고 싶었다. 나에 대해 객관적으로 생각해보는 계기가 되었다. 건강한 삶을 살아가는 것이 무엇인지를 고민하기 시작했다. 술이 그 역할을 대신해주지 않는다는 걸 알았다. 약도 언제까지 계속 먹을 수는 없는 노릇이었다. 나를 반듯하게 다시 세우는 연습이 필요했다.

그동안 나를 힘들게 했던 내가 가진 기질과 성격에 대해 다른 시각으로 바라봤다. 지난 과거에 대해 지나치게 집착하는 나를 볼 수 있었다. 부모님으로부터 받은 상처들, 사회에서 겪었던 심리적 트라우마가 고스란히 내 가슴속에 파란 멍으로 남아 있었다. 어느 것 하나 비워내지 못하고 움켜쥔 채 아파하고 있는 나를 발견했다. 미래에 대한 불안 역시 마찬가지였다. 아직 다가오지도 않은 그 시간을 미리 앞당겨 불안해하고 마음 졸이며 살고 있었다. 내 모습이 어리석었다.

아는 것과 실행은 다르다. 난 그 차이를 공황장애를 통해 뼈저리게 몸소 체득하였다. 하나하나 점검의 시간이 필요했다. 그렇다고 다시 과거로의 여행을 가고 싶지는 않다. 지금 내가 서 있는 현실에서 우선하여 변화시킬 수 있는 습관들을 기록했다.

첫 번째, 약을 먹는 동안 술은 반드시 금한다.
두 번째, 규칙적인 수면시간을 유지한다.
세 번째, 다양한 사람들과의 만남을 통해 인간관계에 대한 회복을 돕는다.
네 번째, 소셜 커뮤니티를 통해 사람들과 소통한다.
다섯 번째, 공황장애 극복에 대한 책을 쓴다.

굳은 다짐을 한 날부터 54일 묵주기도에 들어갔다. 성모님 발 아래 나의 기도 제목들을 적어 올리고 간절한 마음을 담아 청원의 기도를 시작했다. 시간이 흐르고 놀랍게도 새로운 습관 형성을 위한 기도들이 하나씩 채워져 있었다. 기도 안에 약을 끊는다는 청원은 없었지만, 어느새 나는 약 복용을 중단했고 수면제 없이도 잠들 수 있게 됐다. 우울하고 답답했던 심장이 나도 모르게 편안한 상태로 바뀌어 있었다.

술은 의미 없이 들이마시던, 좋지 못한 습관에 불과했다. 그로 인해 공황장애 약에 대한 효과도 좋지 않았다는 것을 알게 되었다. 내가 정신과 약을 복용하지 않았다면 적당한 음주는 분명 기분을 좋게 하고 사람들과의 관계에서 유대감을 쌓는 데 도움이 됐을 것이다. 하지만 약물과 알코올의 혼합은 정신을 마비시키고, 오히려 불안과 공포반응을 촉진한다. 반드시 주치의 선생님께 상의해야 하는 부분이다.

인간의 뇌는 경험에 대한 기억회로를 만든다. 술 역시 뇌 기능에 부정적인 뇌 회로를 만들고 그 회로는 술을 끊는다고 해서 바로 사라지지 않는다. 부정적인 신경세포의 연결성을 끊기 위해서는 새롭고 긍정적인 심리적 경험을 다시 만들어야 한다. 이때 나에 대한 보상은 좋은 효과를 가져올 수 있다.

나는 블로그에 100일간 글을 쓰는 온라인 모임에 동참했다. 혼자 하는 것

공황장애가 내게 가르쳐준 것들

이 아니었기에 매일의 과제가 어느새 100일이라는 작은 성취를 가져다줬다. 그런데 그 성취는 거기서 끝이 아니었다. 100일간의 포스팅이 끝나던 날 '책 쓰기'라는 새로운 도전에 용기가 생겼다. 그 용기는 나에게 빠른 실행력을 갖게 했고 나는 책을 쓰고 있다. 부정적인 습관을 개선하고 긍정적인 경험을 쌓아 올린 결과이다.

술에 대한 거부감이 들었다. 그리고 술을 마시지 않았다. 약 먹기가 정말 싫었다. 지금은 약도 끊게 되었다. 작은 습관의 변화가 생활 전반에 걸쳐 새로운 일상을 만들어내고 있다. 태풍의 중심에 있는 눈처럼 내가 어떤 상황 깊숙이 빠져 있을 때는 주변을 인식할 수 없다. 공황의 극심했던 병고를 이겨내고 나를 새롭게 바라보기 시작했다. 휘몰아치는 거센 태풍을 거두어내고 이 자리에 서 있는 내 모습은 평화롭다.

Q & A   술을 대체할 수 있는 게 무엇일까요?
마음이 괴로우니까 자꾸 술 생각이 나요.

몸을 바쁘게 할 수 있는 일을 만드세요. 운동은 당연히 가장 일 순위가 되겠지요. 다음으로 취미활동을 시작해보는 것도 좋아요. 사람들을 만나서 담소를 나누면 마음속의 상념을 떨치는 데 도움이 됩니다.

내가 회복될 수 있다는
믿음 다지기

공황을 가진 채 살아가는 삶은 희망이 없었다. 절망적인 상태에서 내가 할 수 있는 건 더더욱 편향적이었다. 생각과 사고의 폭도 줄어들어 생활 속 전반적인 모습에서 지쳐가고 있었다. 마음 한편에선 누구보다 지긋지긋한 이 병에서 벗어나고 싶었다. 발버둥을 칠수록 진흙에 빠져드는 느낌이었다.

아픔에도 내성이 생기는 듯했다. 공황장애가 원래 내 몸의 일부인 듯 무력감에 빠져들었다. 마음의 병이 영혼을 병들게 하고 나는 그렇게 공황이라는 얼음으로 된 성 안에 꼼짝없이 갇혀버렸다.

정신만 아픈 것이 아니었다. 몸도 이곳저곳 탈이 나기 시작했다. 입병은 기본이고 감기가 시작되면 좀처럼 낫지 않았다. 면역 기능도 점차 떨어져 면역 관련 질병도 하나둘씩 늘어났다. 분명 살아서 움직이는 내가 영혼 없는 인간으로 흐르는 시간 안에 허송세월로 보내고 있던 것이다.

그러다 급기야 공황장애가 아닌 신장의 문제로 응급실에 가야 하는 상황이 벌어졌다. 40도가 넘는 고열로 시야도 뿌옇게 보이고 정신도 오락가락했다. 나에게 화가 나고 나에게 짜증이 폭발했다.

"윤정애! 죽으려고 해도 죽지도 못할 거면서, 이왕 살 거면 제대로 살 수 없어?"

나에게 호통을 치고 있었다. 괜한 짜증에 주변 사람들에게 불평이 가득했다. 병원 간호사들의 작은 실수에도 크게 반응하는 나를 발견했다. 이건 아니었다. 나의 본 모습이 아니었다. 또다시 눈물이 흘렀다.

'나도 잘살고 싶단 말이야. 내 마음도, 내 몸도 이젠 내가 어떻게 할 수 없을 만큼 무너져버린 걸 나 어떻게 할 수가 없어…'

속으로 읊조리며 울분을 삼켰다. 그 순간 바닥을 치고 있는 나를 보았다.

더 이상 문제를 해결할 돌파구가 없었다.

절망의 늪에서 하늘을 올려다 보았다. 높고 넓은 세상이 모두 내 머리 위에 있었다. 내가 마음만 먹으면 올라갈 일만 남았다는 걸 깨닫는 순간이었다. 무엇이든 해야겠다고 생각했다. 내가 이 자리에 멈춰 있는 한 아무것도 일어나지 않을 것이라는 강한 충격이 머리를 '꽝' 하고 치는 듯했다.

생각을 달리하니 모든 상황이 다르게 다가왔다. 희망이 없는 것이 아니라, 희망만 나를 기다리고 있었다. 오랜 기간을 아팠기 때문에 더 이상의 절망은 채워질 게 바닥이 났었다.

세상 속으로 당당히 걸어나가고 싶어졌다. 나의 아픔은 부끄러운 것도 아니고, 숨겨야 할 범죄도 아니었다. 방법을 고민했다. 그리고 다짐했다.

'책을 쓰자!'

한없이 무너졌다고 생각했던 나의 내면에 강한 생명이 있었다. 그것은 진실이었고 어둠의 터널을 지나 밝은 세상으로 나오기 위한 준비 과정이었다. 나라는 한 사람이 겪은 고통을 내 안에 아픔으로 남겨둘 것이 아니라 세상 살리는 일에 쓰고 싶었다. 승화시켜 다시 태어나고 싶었다.

공황장애가 내게 가르쳐준 것들

나를 마주본다는 건 쉬운 작업이 결코 아니다. 마음에 들지 않는 나를 마주한다는 건 정말 대면하기 어렵다. 용기가 필요했다. 그리고 용기를 냈다. 나에 대한 도전장을 내민 것이다. 그리고 곧 실행으로 옮겼다.

나에 대한 믿음을 가졌다. 자신감이 피어나고 움직임이 활발해졌다. 얼굴의 표정도 달라지고, 목소리에도 힘이 나기 시작했다. 마음속에 용기가 나의 행동을 변화시키기 시작했고, 내 삶에 순기능적인 영향을 주었다. 내가 그토록 원하던 정신과 약도 끊을 수 있었다. 무슨 마법에라도 걸린 듯 밤에 수면도 전혀 문제가 없었다.

아침에 일어나면 약에 취해 멍한 상태가 아닌 명료한 정신이라는 것이 가장 행복했다. 자연스럽게 학교에서 학생들을 만나는 수업의 현장이나 상담에서도 자신감이 생겼다. 원래 내 진짜 모습을 만난 것인데 커다란 선물을 받은 것처럼 감사함으로 다가왔다.

그동안 나를 힘들게 했던 것이 무엇인가를 생각했다. 모든 답을 내 안에 갖고 있었음에도 나는 끊임없이 세상 탓, 사람 탓을 하고 살아왔다. 외부적인 탓은 결국 나에 대한 불만과 불안을 만들게 됐고 점점 누적되며 나를 병들게 했다.

'현재 내가 처하고 있는 상황이 불만족스럽고 지금 환경에서 벗어날 수 없다면 나를 바꾸자!'

아침에 눈을 뜨면 나를 바꾸기 위한 노력을 실천했다. 내가 주도적으로 선택할 수 있는 일이 너무나도 많다는 걸 깨달았다. 취침시간과 함께 아침 기상 시간도 내가 선택할 수 있었다. 그 선택에 따라 하루의 일과는 새로운 오늘로 다가왔다. 식사 메뉴를 선택하는 것처럼 일상에서 사람과의 관계나 만남, 오늘은 무엇을 할 것인지에 대한 생각을 다이어리에 메모하기 시작했다. 그리고 지워나갔다.

하루를 어떻게 사느냐에 따라 주어진 시간 단위가 전혀 달라질 수 있다는 걸 알게 되었다. 메모장에 나열해놓은 하루의 계획을 하나씩 지워나갈 때 스스로 느끼고 확인할 수 있는 성취도 늘어만 갔다. 당연히 나의 행복지수도 상승곡선을 향하고 있었다.

생각을 행동 변화로 이끌기 위한 적극적인 노력이 필요했다. 생각을 뇌 안에서 머물게 하면 쉽게 소멸할 수 있다. 생각을 행동으로 실천하기 위한 나만의 노하우가 있다. 나는 계획하는 일이 있으면 주변 사람들에게 소문을 낸다. 가령 책을 쓰기를 원하면 책을 쓰고 싶다고 가족들 또는 지인들에게 계속 말을 한다. 그리고 다음 방법으로는 SNS에 다짐 글을 올린다. 다른 사람들에게 말로 전달하는 이유는 나의 계획이 진행되고 있음을 알리는 행동의 표현이다. 사람들에게 신뢰 있는 내 모습을 유지하기 위해 나는 반드시 그 계획을 실천할 수밖에 없다.

또 다른 방법으로는 서재나 직장 책상 앞에 나의 실천 목표를 작성해 붙여두는 것이다. 2010년 박사 논문을 준비할 때의 일이다. 지도교수님의 기대에 부응하지 못하고 통계적 지식이 부족해, 한 학기 후로 졸업이 미뤄지게 되었다. 교수님에게 실망을 주고 있는 나에게도 화가 났고 나 자신에게도 실망스러웠다. 그때 생각했던 방법이 흰 종이에 매직으로 다짐 문구를 적는 것이었다.

"박사가 되자."

그 아래에 이런 문구를 추가했다.

"다음의 사람들을 기억하자!"

내가 꼭 보은하고 싶은 사람들과 나에게 마음에 상처를 줬던 사람들의 이름을 줄줄이 적어보았다. 컴퓨터 책상 앞에 앉으면 그 메모를 보는 순간 동기부여가 확 올라왔다.

최근엔 새로운 방법을 하나 더 추가했다. 아침에 운전하고 가는 차 안에서 목소리를 높여 나의 이름을 부른다. 다음으로는 나에게 힘이 되는 메시지를 전해준다.

"정애야! 안녕. 좋은 아침이야. 오늘 아침 하늘이 정말 파랗고 기분 좋다. 정애가 오늘 해야 하는 일들은 ○○○일들이 있어. 오전에 해야 하는 ○○일을 성공적으로 기분 좋게 잘 마무리할 수 있어. 오후에 해야 하는 ○○도 첫 시작이라 긴장되고 떨리지만 별다른 문제 없이 원하는 대로 무사히 잘 마무리할 수 있어요."

시각적 변화와 함께 언어적 자극을 통해 감각의 변화를 이끌어낼 수 있는 방법이다. 누구나 실천해볼 수 있는 다짐의 메시지이지만 하는 것과 하지 않는 차이는 분명 크게 다르다. 실제로 나는 내 안에서 긍정적인 에너지가 전해지는 것을 느낄 수 있었고 결과도 그렇게 나타났다.

오십여 년 가깝게 살아온 나의 습관들을 한순간에 바꾸기는 결코 쉽지 않다. 하지만 어렵다고 생각하고 변화를 시도하지 않으면 평생 죽는 순간까지 나는 불만족스러운 삶을 살며 더욱 엉망진창인 인생을 살아갈 것이다.

자기 자신에 대해 믿음과 신뢰를 보내는 것은 매우 중요하다. 이 세상에 나의 인생을 대신해줄 사람은 아무도 없다. 나는 내 인생의 CEO다. 그 CEO는 절대 위축되어선 안 된다. 자기 자신을 가꾸는 작업을 게을리해서는 안 된다. 나를 멋있게 생각하고 자신감 있게 생각하는 것은 외형적으로 그 사람의 인생을 성공으로 이끌 수 있다.

나는 매일 새로운 하루를 선물 받는다. 오늘 나에게 주어진 이 하루를 어제보다 더 새로운 마음으로 성공의 길을 걸을 수 있도록 소중한 기회로 삼는다. 내가 하는 생각이 그리고 나의 행동이 바뀔 때 나는 주변을 변화시키고 나의 인생을 내 마음대로 이끌어갈 힘을 갖게 된다.

Q & A   공황장애가 완치될 수 있는 건가요?

당연합니다. 공황장애 완치를 위해 가장 우선적인 건 자신의 마음이에요. 약의 도움이 필요한 건 당연하지만, 약을 끊을 수 있다는 믿음과 노력이 필요해요. 공황장애를 완치한 사람에게 자문을 받는 것도 큰 도움이 됩니다.

자신의 행동에 대해
책임감 갖기

나는 어렸을 적 빨리 어른이 되기를 꿈꿨었다. 어른은 누군가에게 간섭받지 않고 스스로 모든 것을 자유롭게 할 수 있을 것이라는 생각 때문이었다.

스물한 살에 사회생활을 처음 시작했다. 첫 출근 날 정장을 차려입고 굽 높은 힐을 신고 어색하게 출근하던 모습이 어제와 같다. 사회와 처음 마주치던 날 겪은 시행착오는 첫날부터 나를 혼란스럽게 했다. 가정과 학교생활 안에서 경험해온 좁은 프레임을 가지고 세상을 바라보았다. 당연히 부딪히는 일들이 많았다. 각기 다른 성격의 직장 사람들을 상대해야 하는 작은 내 모습에서 직장이 마치 전쟁터처럼 느껴지기도 했다.

결혼을 꽤 일찍 했다. 나의 부모님과 삼 남매의 단출한 가정 안에서 자랐던 내가 또 다른 집안의 맏며느리로 시집을 갔다. 갑자기 달라진 나의 역할에 결혼생활 초반 정말 버겁고 힘든 시간을 보냈다. 어른이 되어가는 과정이 어려웠다. 아이를 출산하고 엄마가 되었을 때도 나는 아들과 함께 성장한 듯하다. 많은 시행착오를 겪고 마음고생을 하며 어른이 된다는 건 그 이상의 책임감이 필요하다는 걸 알게 되었다.

우리는 이 세상에 존재하는 한 개체로서 주체성을 가지고 있다. 하지만 사람은 혼자 살아갈 수 없다. 세상에 탄생을 알리는 순간부터 부모와의 관계, 세상과의 관계를 통해 인생을 살아갈 수 있는 준비를 하게 된다. 그 안에서 나의 역할을 학습하고 책임감도 배우게 된다. 책임감이 넘치는 사람에게는 누군가의 인생을 바뀌게 할 힘이 있다.

그렇다면 책임감 있는 사람의 특성은 무엇일까? 자기 자신을 주변인, 대리인이 아닌 오너라고 생각하고 행동하는 것이다. 자신을 주변인이라고 생각하는 사람은 거기에 맞는 생각과 그에 맞는 그릇의 크기를 갖추게 된다. 반면 나를 대표자라고 생각하는 사람은 다른 사람을 대하는 태도와 성품, 행동에서 왠지 모를 품격이 느껴진다.

책임감을 가진 사람은 자신감이 넘친다. 허황된 자신감이 아닌 자기 말에 책임질 수 있는 행동을 한다. 또한, 주변 사람들에게 끝없는 에너지를 전달한다. 그 사람 옆에 있으면 도전해볼 힘이 생기고 실제로 실행도 하게 된다.

대학에서 학생들을 지도하다 보면 다양한 성격의 모습을 엿볼 수 있다. 대학은 학생이 사회인이 되기 전 자유와 책임을 배울 수 있는 교육의 과정을 제공한다. 청소년기와 다른 수업의 자율성과 함께 자신이 노력한 만큼의 성과를 성적으로 받게 된다. 교우 관계에서도 타협과 절충이라는 대인관계의 중요성을 습득한다.

요즘 대학에서는 팀플 과제가 많다. 나 혼자만의 능력보다는 팀원들과 협력하고 결과를 만들어야 하는 과제들이 많다. 학생들은 그 안에서 많은 스트레스도 받기도 하지만 타인과 건강한 의사소통을 나눠야 완성이 가능한 과제들도 함께 받게 된다.

물론 적응이 쉽지 않은 학생들도 있다. 안타깝게도 그런 학생들은 학교생활에 적응하지 못하고 휴학을 결정해야 하는 경우도 생긴다. 대학 생활에서 배울 수 있는 중요한 책임감 학습의 기회인 셈이다.

내가 공황장애로 가장 힘들었던 것은 나의 역할을 제대로 수행할 수 없는 것이었다. 하루하루가 불안하고, 우울했기 때문에 하루의 일과는 늘 피로감에 젖어 있었다. 그로 인한 결과는 집에서도 늘 우울한 아내와 엄마 모습이었고, 직장에서는 에너지 없는 사람이었다. 당연히 자신감도 점점 떨어지고, 우울은 더 극심한 우울증으로 나를 바닥으로 떠미는 듯했다.

이겨내고 싶고, 떨쳐내고 싶어도 마음처럼 나의 행동이 따라주지 않았다. 나는 나 자신을 책임감 없는 사람이라고 단정지었다. 하루를 살아가는 것이 지옥처럼 힘들었다. 평생 벗어날 수 없는 감옥살이와 같이 느껴졌다.

그런데 아이러니하게도 그런 심정과 다르게 마음속에서는 살고 싶은 몸부림과 건강한 삶에 대한 간절한 갈망이 존재했다. 그건 나를 살게 하는 책임감이었다. 공황으로 아파하며 스스로 증오했던 나의 모습 속에 실제로는 삶에 대한 강한 의지와 치유에 대한 소망도 함께 피어나고 있었다.

분명히 나에게는 책임감이 존재했다. 그리고 나는 그것을 이루기 위해 행동으로 실천했다. 외부 활동을 늦추지 않았다. 학회 모임도 참석하고 지인들과의 사회적 교류도 노력했다. 다양한 사람들을 만나며 그 안에서 비추어지는 내 모습을 객관적으로 보고자 했다.

나는 시시때때로 주변 사람들에게 책을 쓰는 작가가 될 것이라고 말을 던졌다. 그리고 그것은 현실이 되었다. 못 할 것이 없었다. 한 발 한 발, 한 글자 한 글자를 옮겨 적으며 작가의 길을 걷고 있는 나를 발견했다. 그것 또한 나에 대한 책임감, 그리고 세상에 대한 나의 책임 있는 행동의 실천이었다.

우리는 하루 동안 수없이 많은 선택의 기로와 접한다. 단순하고 가벼운 선택에서부터 결과에 책임을 이끄는 중대한 결정들이 주어진다. 아침에 일어나 식사를 해야 할지, 하지 말아야 할지, 오늘 옷은 무엇을 입을지 등, 가벼운 일상의 선택인 것 같지만 그 작은 결정이 나의 삶을 이끌고 결정하는 중요한 과정이 된다. 결국은 현재의 그림자를 남기고 내일을 준비할 수 있는 중요한 요인이 될 수 있다.

매 순간을 심각하게 고민하며 분석하고 되짚을 수는 없다. 하지만 가볍고 작게 생각했던 일상의 선택들이 한 사람의 인생에 책임감을 부여하는 중대한 결정 인자가 될 수 있음은 확실하다. 우리는 그것을 기반으로 진로를 선택하고, 이성을 만나기도 한다. 결혼과 결혼생활, 직업인으로서의 과업 등 많은 영향을 받게 된다.

작가로서의 길을 걷고 있는 나는 더 이상 공황장애 환자가 아니다. 약을 끊게 되었고, 이전의 삶보다 더욱 건강한 삶을 선택하고 있다. 삼 년이 넘는 오랜 시간을 공황장애로 아파왔지만, 그 경험에서 싹틔운 마음의 성장이 나를 큰 사람으로 이끌고 있다.

하루에도 몇 번씩 나를 일으켜 세울 수 있는 노력을 게을리하지 않는다. 나에게 힘이 되는 감사 일기를 쓴다. SNS에서 사람들과의 소통도 즐겁게 나눈다. 생활 속에서 자신을 건강한 방향으로 이끌어가게 해줄 방법은 무궁무진하게 많다.

우리는 어떤 일을 시작하기에 앞서 걱정이 먼저 앞서는 경우가 많다. 그리고 다른 사람들을 부러워하거나 자신에 대해 불만족스러워하는 경향이 있다. 그 결과는 나에 대한 부족함과 자존감의 결여로 이어진다.

아무리 억만장자라 하더라도 누구나 자신이 갖는 핸디캡은 있다. 단지 그 핸디캡을 이겨내기 위한 어떤 노력이 있었느냐에 따라 극복의 차이를 보이게 된다.

나는 유년기에 콤플렉스가 가득한 사람이었다. 형제들 사이에서도 가장 못난이로 자랐고, 우수한 성적을 받는 우등생도 아니었다. 가정환경에서도 학교생활에서도 내가 만든 핸디캡의 캡슐 속에 나를 가두었다.

성인이 되고 사회생활을 하며 더 이상 못난이로 살아가는 삶은 그만 멈추고 싶었다. 다른 사람들과는 인생의 과업에 대한 속도에 차이가 났다. 하지만 늦은 도전만큼 나의 노력은 배가 되었고, 늘 성과가 함께 따라왔다. 조금씩 자신감도 생기고, 자존감도 올라갔다.

나를 어떤 환경에 노출하는지가 중요하다. 나에게 스트레스를 주는 사람보다는 긍정적인 포텐셜을 품어낼 수 있는 사람을 가까이하면 좋다. 그리고 나 역시 누군가에게 그런 사람이 되어주는 것이다.

나를 책임지기 위해선 그만큼의 에너지가 필요하다. 에너지의 보충은 나혼자만의 노력으로는 힘들 때가 있다. 타인의 도움이 필요할 땐 과감하게 도움의 손길을 내미는 용기가 있어야 한다. 그건 부끄러움이 아니다.

나는 공황이 시작되고 정신과 문턱을 넘어야 하는 용기가 필요했다. 과감히 그 문턱을 넘었다. 그렇게 시작된 약물치료는 삼 년이 넘게 걸렸고 지금은 이전의 삶보다 더욱 힘 있는 방식으로 인생을 마주하려고 한다.

내가 원해서 공황을 맞이한 건 결코 아니었다. 분명히 공황장애가 나를 넘어지게 하고 멍들게 한 건 틀림없다. 하지만 나는 그 경험을 후회하지 않는다. 인생에서 가장 힘들었던 순간순간들을 나는 지치지 않고 묵묵히 이겨내며 잘 걸어왔기 때문이다.

공황장애가 내게 가르쳐준 것들

내가 이겨내야 하는 건 공황장애가 아니었다. 나에 대한 이해와 존경심, 그 안에 진정한 책임감 있는 행동을 알아야 했다.

공황장애가 생기면 자신의 역할에 많은 어려움이 생깁니다. 그리고 나 자신은 무너집니다. 나를 제외한 다른 사람에게 너무 신경 쓰지 마세요. 자신이 올곧게 서야 그다음 사랑하는 다른 사람도 함께할 수 있습니다. 나를 사랑하는 것이 최고의 책임감입니다.

06

긍정적인 습관 가지기

어릴 적 도서관에 가면 늘 붙어 있던 명언이 있다.

"생각이 바뀌면 행동이 바뀌고, 행동이 바뀌면 습관이 바뀌고, 습관을 바꾸면 인격이 바뀌고 인격이 바뀌면 운명이 바뀐다."

누구나 한 번쯤은 보았을 만한 인생 명언이다. 자신의 의지로 생각의 변화를 이끌고 삶을 바꿀 수 있는 긍정적인 의미를 담고 있다. 쳇바퀴와 같은 일상을 보내다 보면 내 생각과 다르게 긍정성을 방해하는 많은 일을 접한다. 특히 마음의 건강의 잃게 되면 불안감과 함께 부정적인 생각이 많아진다. 생각은 거기가 끝이 아니다. 생활 속에서 다양한 측면에 부정성이 주는 결과를 증명한다.

내가 공황장애를 겪으며 가장 크게 느꼈던 삶의 변화는 내 안에 긍정적인 마음이 숨어버렸다는 것이었다. 세상을 원망하기도 하고 사람들에 대한 불신이 가득했다. 사소한 갈등에도 상대방에 대한 질책을 일삼기에 급급했다. 결국은 세상과 단절하듯이 마음의 창을 겹겹이 완고하게 닫아두는 생활을 선택했다. 마치 겨울왕국에 나오는 엘사처럼 말이다.

혼자만의 생각과 판단은 더욱 나 스스로를 고립하는 듯했다. 더 이상 방어벽을 칠 수 없다고 느꼈을 때 나는 극단적인 생각을 하기도 했다. 사는 것이 내 맘처럼 쉽지 않듯이 죽는 것 또한 마음처럼 쉽지 않았다.

'살아보자! 이왕 살아야 한다면 제대로 삶을 이끌어보자!!'

바닥까지 치달았던 나에게 살고자 하는 강한 욕구가 삶의 의지를 자극했다. 나의 생활을 점검했다. 불규칙한 하루의 일과를 바꿔야겠다고 생각했다. 규칙 있는 활동은 뇌의 조직화를 돕는다. 조직화된 뇌는 자기 스스로 통제하는 방법을 깨닫게 해주고 불필요한 감정 낭비를 줄일 수 있게 해준다.

'긍정적'이라는 형이상학적 의미를 구체화할 수 있는 것은 행동의 변화이다. 새로운 습관을 만들 수 있는 행동 변화를 통해 이후 생각과 의식의 전환도 가져올 수 있다.

나는 감사 일기를 통해 일상에서 잊고 지냈던 세심한 감사를 만날 수 있었다. 무심히 지나쳤던 자연의 공기도 감사했고, 나와 마주치는 사람들의 숨결도 감사했다. 하루에 찾아내는 10개에서 30개의 감사는 내 심장과 영혼을 새롭게 했다. 두려움과 공포에서도 멀어지는 것을 느꼈다. 그리고 나를 칭찬하기 시작했다. 결코, 살기 쉽지 않았던 인생을 잘 견뎌준 나에게 수고했다는 말과 함께 따뜻한 커피 한잔을 선물하기도 했다.

공황의 두려움은 무의식 속에 가둬둔 감정과 생각의 잘못된 패턴이 이상신호를 발생시키는 데서 비롯된다. 나는 그것을 있는 그대로 수용하기로 했다. 편안한 마음으로 마주했다. 증상이 올라올 때 호흡을 조절했다. 충분히 가능한 일이었다. 그 오랜 시간을 버티며 스스로 습득한 방법이 제대로 그 효과를 발휘했다.

나의 행동을 조절하고 감정을 다스릴 줄 알게 되니 하나둘씩 일상의 과제도 수월해졌다. 아프기 이전의 내 모습보다도 훨씬 성숙한 자세로 삶을 마주할 수 있게 되었다. 하나둘씩 할 수 있는 게 늘어나다 보니 잃어버렸던 자신감도 되찾을 수 있었다. 세상에 감사한 일도 자꾸만 늘어갔다.

긍정적인 습관을 갖기 위한 또 다른 방법으로 말의 습관 즉, 언어의 선택이 중요하다. 무심코 내던지는 나의 말이 또다시 내 귀를 타고 감각적 입력을 통해 뇌로 들어온다. 두뇌 시스템은 언어적 의미에 반향을 일으켜 통합을 이룬다. 그것이 사실인 듯 기억을 남기고 무의식 속에 자리 잡는다. 무의식적 세계는 생활 속에서 좋지 않은 결과로 곳곳에 드러나게 된다. 인생에 대한 회의감, 짜증, 두려움, 예민함 등이 언어적 습관에서 비롯될 때가 많다.

부정적 표현을 하고 싶을 때 잠시 멈춘 후 긍정적 언어로 바꾸는 노력이 도움이 된다. 예를 들어 "○○ 때문에 화가 나. 짜증 나고 싫어!"라는 감정이 표현으로 이어지면 긍정 의미로 바꿔보는 것이다. "○○가 나에게 화나는 감정을 보게 해주네. 나는 성숙한 사람이니까 이 감정을 잘 조절할 수 있어."라고 말해보는 것이다. 거짓말처럼 화의 감정이 가라앉고 이미 나는 성숙한 사람이 되어 있는 것을 경험하게 된다.

인간이 지닌 가장 큰 위대함은 상상력이 아닐까 싶다. 철학자 칸트에 따르면 상상력이란 '대상을 그 현전이 없어도 직관 속에서 표상하는 능력'이라고 말하고 있다.

나는 실제로 상상력 훈련을 통해 성취를 경험한 적이 있다. 석사 과정을 하며 막연하게 강의하는 내 모습을 떠올린 적이 있다. 상상만으로도 떨림을 느끼고 설렘도 있었다. 당시만 해도 강의를 할 만한 여건도 아니었고 인맥도 없었다. 나에게 유일하게 힘을 보탰던 것은 강한 의지력과 강단에 서서 강의를 하는 나의 모습을 상상하는 일이었다. 박사 과정이 시작되고 꿈꾸던 이상이 현실이 되었다. 그리고 교수의 길을 걷게 되었다.

지금 이 순간에도 나는 많은 상상을 한다. 거기서 멈추지 않는다. 생각나는 것이 있을 때는 즉각적으로 다이어리에 메모하거나 핸드폰 메모장에 기록을 남긴다. 어느 순간에 그 메모를 보았을 때 하나씩 둘씩 상상하고, 소망하고, 간절했던 것이 성취되어 있는 것을 확인한다. 스스로 긍정적인 성공감을 높일 수 있는 가장 확실한 방법이었다.

즐거움을 느끼게 해주는 방법을 찾는 것도 효과적이다. 누구를 만났을 때 힘을 얻고 의욕이 샘솟는지, 어느 공간에 있을 때 편안한 충전을 채울 수 있는지, 어떤 음식을 먹을 때 위가 부담스럽지 않고 행복함을 느끼는지….

나를 이해하는 다양한 방법들을 찾는 것이 중요하다는 걸 알았다. 우리는 꽤 많은 시간을 다른 사람을 의식하며 정신적인 피로감을 느끼는 경우가 있다. 정작 나를 이해하고 인정해주는 기회는 뒤로 밀어두는 경향이 있다. 진정

공황장애가 내게 가르쳐준 것들

한 자신을 만나고 알아차릴 때 존중과 기대를 품을 수 있다. 삶을 긍정적인 방향으로 이끌게 된다.

내가 진정 바라는 'want'를 찾는 것이 중요하다. 구체적일수록 좋다. 목표를 확실하게 정하고 달성할 수 있게 된다.

나의 'want'는 사람들에게 건강한 삶을 이끌 수 있는 강연가가 되는 것이다. 내 의지는 아니었지만, 공황장애를 겪었고 그것을 이겨냈다. 이 또한 얼마나 감사한 일인지 모른다. 이론적인 지식뿐만 아니라 경험이 더해진 솔루션을 가지고 책을 쓰고 작가가 된다. 그리고 나는 더욱 적극적으로 사람들을 만난다. 나를 만나는 사람들이 더욱 건강한 삶을 되찾고 그것은 나에게 긍정적인 보답이 되어 서로에게 도움을 상승하는 원원(Win-Win) 효과를 얻게 된다.

기대하고 바라는 목표를 구체화해서 상상하면 반드시 이룰 수 있다. 이런 상상과 기대가 나를 긍정적인 방향으로 이끌게 되고, 일상에서의 활력도 넘치게 된다.

거울을 보며 내 모습을 관찰해본다. 그리고 나에게 말한다.

"너 아주 멋지고 훌륭해. 지금 너의 모습이 정말 아름답고 매력적이야."

나는 그렇게 믿게 되고, 더 많은 것을 즐겁고 에너지 넘치게 할 수 있는 힘을 갖게 된다.

Q & A   부정적인 일들이 자꾸 떠올라 괴로워요.
                         어떻게 하면 좋을까요?

살아가다 보면 좋고 행복한 일도 경험하고 힘들고 괴로운 일도 겪게 됩니다. 우리는 힘들었던 기억을 더 많이 담아두려는 경향이 짙습니다. 나를 어두운 기억으로 채우는 것이죠. 이럴 땐 옷을 밝은색으로 입고, 기분 좋아지는 영상을 찾아보는 것도 도움이 됩니다. 나에게 마음이 가벼워지는 작은 선물을 하나 해보는 것도 좋아요. 부정적인 것에 머물지 않는 다른 것을 선택해보는 거예요. 효과가 좋습니다.

07

겉모습이 아닌
내면을 꾸며보기

공황장애가 시작되고 모든 것을 포기하고 싶은 회의감에 빠졌었다. 세상을 살아가는 것이 내 맘대로 순조롭지가 않았고, 나는 그렇게 나락으로 떨어졌다. 자신감도 사라지고 새로운 일에 대해서도 추진력이 없어졌다. 그땐 나의 몸만 있고 속마음과 내면은 썩어서 다 사라져버린 것만 같았다.

공허함과 허전함에 나를 지탱해줄 수 있는 것을 찾았다. 정신이 한없이 허약해지면서 과도하게 소비가 늘어났다. 불필요한 생활용품을 대량으로 구매하거나, 한 번도 입지 않을 옷을 샀다. 그야말로 쇼핑 중독자가 된 셈이었다.

그러다가 우연히 유튜브에서 미니멀 라이프에 대한 영상을 보았다. 그 이후로 심플 라이프에 꽂혀서 집에 있던 살림살이를 대부분 재활용에 버렸다. 버리고 또 버려도 끝이 없었다. 내가 얼마나 과욕을 부리고 살아왔나 싶었다. 지금의 내 삶을 재정돈해야겠다고 생각했다. 점검이 필요했다.

하루의 일과와 최근의 생활 패턴을 분석했다. 모든 게 규칙적이지 않았다. 무질서했다. 그리 길지 않게 답을 찾을 수 있었다. 매일 허공을 바라보는 듯한 마음에 과소비를 통해 그것을 충족하고자 했다. 소비한다고 결코 텅 빈 가슴을 채울 수는 없었다. 오히려 밀려드는 카드 값과 필요 없이 쌓여가는 물건들에 나는 더 짓눌려지는 느낌을 받았다.

굳은 결심과 함께 카드를 모두 잘랐다. 입지 않고 묵혀두는 옷들도 하나둘씩 정리했다. 살림도 꼭 필요한 것만 남겨두고 모두 정리했다. 키우던 식물들도 감당할 수가 없어 주변 사람들에게 나누었다. 비우고 비워내니 한결 가벼워진 나를 만났다. 묵혀둔 찌꺼기들을 다 거둬낸 것처럼 마음과 머릿속이 맑아지는 것을 느꼈다. 새로운 나를 만날 수 있는 용기가 피어났다.

블로그 글쓰기를 시작으로 '독서'에 몰입했다. 정신적 세계의 새로운 순환이 필요했기 때문이다. 멍들고 아픈 상태에서 내 안에 갇히게 되면 더욱 우울감이 증폭된다. 어두운 내면에서 벗어나기 위해 다양한 장르의 책을 읽었다.

경제 서적, 자기계발서, 에세이, 철학서 등등….

독서는 내가 경험해보지 못한 넓은 세상을 간접적으로 경험시켜주는 훌륭한 도구가 된다. 정신과적 질병에 의해 약물치료와 상담 치료가 병행되지만 '독서'라고 하는 추가적인 옵션이 더해지면 그 효과가 제대로 발휘된다. 책 읽기를 통한 지적 성장이 나의 내면을 가꿔준다. 돈으로 가꿀 수 있는 외적 꾸밈과는 다른 뇌의 섹시함을 증가시킬 수 있다.

자신의 주도성을 가진 삶의 자세는 내면 성장에 도움이 된다. 주도성이 있는 사람은 타인에 대한 자기 수용력이 있어 유연한 인간관계를 만들 수 있다. 어쩌면 나에게 공황과 우울증이 발생한 것도 주도성이 부족했기 때문이다.

주도성이 결여되면 어떤 문제가 발생했을 때 나의 관점에서 생각하기보다는 외부적인 탓으로 돌리는 경향을 보인다. 문제를 극복해야 하는 주체가 '나'임에도 본질에서 벗어나 타인 중심의 사고를 하는 오류를 범한다.

우리는 한 개체로서 각자의 주체적인 사고를 하며 살아간다. 서로의 유전자도 다르고 살아온 삶의 형태도 다르다. 어떻게 생각을 일치시킬 수 있을까? 있는 그대로의 상대를 인정해주는 것이 중요하다. 그것 또한 나에 대한 존중이 된다.

나를 존중하고, 인정하고, 사랑하는 사람은 그야말로 자기 주도성을 가진 사람이다. 자기 자신에 대한 사랑과 존중이 있으면 내면의 안정에도 도움이 된다. 심리적 안정감을 갖추면 할 수 있는 일들이 많아진다. 긍정적인 방향에서 좋은 결과를 펼치게 된다.

블로그를 하고, 책을 쓰고, 다양한 사람들을 만나기 시작했다. 새로움에 대한 적응은 약을 한 알씩 줄이도록 해주었다. 긍정적인 효과를 가져온 것이다. 화려한 옷차림으로 겉모습을 꾸미는 대신 내면 가꾸기에 신경을 썼다. 정서적인 안정감을 느꼈다. 생활이 하나둘씩 변화되었다.

아침에 자고 일어나면 약물에 취해 찌뿌둥했던 기분이 청량한 하늘처럼 맑게 다가왔다. 기분 좋은 아침을 맞이하는 것은 하루를 생활하는 데 무척 중요하다는 것을 알았다. 어둡게 내려놓았던 블라인드도 환하게 올려놓았다. 더 이상 환한 햇살이 두렵지가 않았다.

긍정적인 정서가 나를 새로운 세계로 안내했다. 그동안 하지 못했던 일들을 어렵지 않게 해내고 있는 나를 발견했다. 본연의 내 모습을 찾은 것 같았다. 불안과 두려움은 더 이상 나에게 어울리는 것이 아니었다. 무너졌던 자신감이 채워지고, 자존감도 덩달아 높아졌다.

공황장애가 내게 가르쳐준 것들

정신세계에 대한 새로운 훈련은 뇌에서도 적응이 필요하다. 처음에는 강한 저항으로 거부감을 느낄 수 있다. 저항을 넘어설 수 있는 집중과 반복으로 시스템의 회로를 만드는 것이 중요하다. 심리치료와 상담이 그런 효과성을 가져오는 것이다. 하지만 혼자서 시도해보는 긍정성과 내면 성장에 대한 전략들을 이용하면 얼마든지 자신의 마음을 다스릴 기회를 만들 수 있다.

첫 번째, 내가 진정으로 원하는 인생의 목표가 무엇인지 적어본다.

두 번째, 나의 하루를 시간 단위로 정리하여 일과를 점검해본다.

세 번째, 인생의 목표를 향하는 일과를 남기고, 나머지 일과들에 대해 새롭게 조정한다.

네 번째, 시간으로 나눠진 일과에 대해 물리적인 요소와 정신적, 심리적 요소로 나눠본다.

다섯 번째, 일주일 단위의 타임 스케줄을 만들어 일과에 대한 수행 완수 여부를 매일 체크해본다.

가능한 시각화하여 가장 잘 보이는 곳에 붙여둔다. 자주 들여다볼 수 있고, 점검이 가능할 때 성공적인 실행으로 이어질 가능성이 크다.

나는 책을 쓰기 위해 책상 앞에 책의 목차와 책 완성 일을 함께 기록하고 지워나갔다. 책상 앞에 앉을 때마다 자기 모니터링이 자동화되는 것을 확인할 수 있었다. 목표를 빠르게 성취하면 자신에 대한 믿음과 확신이 긍정적인 피드백이 되어 뇌의 가소성에도 긍정적인 신경 시스템을 형성한다. 즉, 자신의 마음을 다스릴 수 있는 견고한 신경회로를 만들게 되는 것이다.

내면이 성장하면 자아의 힘을 갖게 되고, 자신의 삶을 지혜롭게 가꿔갈 수 있다. 나에게서 한 걸음 물러나 자신을 객관적으로 바라보게 되는 통찰을 얻는다. 통찰을 통한 사고는 삶을 이해하고 긍정적 방향으로 이끄는 데 순기능을 하는 바가 크다. 문제를 발견하고 해결하는 방식 또한 능동적인 주체성을 갖는다. 여러모로 순기능적인 효과가 넘친다.

끊임없이 자신을 성찰하고 변화를 추구하는 사람은 뇌의 노화도 늦출 수 있다. 불필요하고 부정적인 자극에서 벗어나 자신에게 집중할 수 있는 경험을 반복하기 때문이다. 자신을 신뢰할 수 있는 사람은 생각과 에너지를 성공의 방향으로 이끌 수 있다. 생각의 변화는 내가 원하는 바를 실행할 수 있는 자원이 된다. 목표를 달성하는 데 중요한 수단이다.

마음을 다스리는 방법들을 제시하며 가장 핵심적인 것은 자신에 대한 신뢰와 그를 바탕으로 한 긍정적인 습관을 만드는 것이라고 요약하고 싶다. 세상을 살아가는 주체는 '나'라고 하는 한 사람이다. 우리는 가끔 그것을 잊고 내 안에 다른 사람과 다른 상황들을 끌어들여 혼동할 때가 많다. 생활의 정돈이 필요하다. 보다 구체화된 생각을 기록하고 실천하는 것도 많은 도움이 된다. '~할 수 있다'가 아닌 '~한다'라는 현재형이 생각을 실행에 옮기는 데 더욱 현실적이다.

내면이 단단하고 성숙한 사람은 세상의 잣대나 사람들의 시선으로부터 자유롭다. 그리고 당당하다. 자유와 당당함을 갖춘 사람은 더 효율적인 방법으로 삶을 살아갈 수 있다. 쓸데없는 잡념이나 대인관계에서의 갈등을 끌어안고 인생을 낭비하는 것을 줄일 수 있는 효과가 있다.

마음을 다스리는 것도 훈련이 필요하다. 지금 나에게 우선순위를 둘 수 있는 것이 무엇인지 아는 것부터가 시작이다. 더 이상 세상에서 조연의 역할은 접어두도록 하자. 나는 내 삶을 이끄는 주인공이다. 이 순간의 시작이 중요하다. 나는 나를 믿고 신뢰한다.

Q & A　　　　　　　내면을 가꾸는 방법에는 무엇이 좋을까요?

내면은 곧 마음입니다. 나의 정서 상태를 평화롭게 할 수 있는 활동을 찾으세요. 가령 음악회 공연을 가서 마음의 충전을 하는 것도 좋습니다. 편안한 공간, 편안한 사람을 선택하고 만나는 것도 도움이 되는 방법이에요.

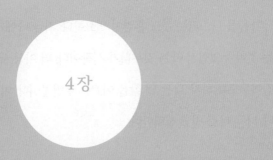

4장

공황장애에
대한
가장 확실한
처방전

영리한 환자가 되라

공황장애 환자는 일상이 무너져 내린다. 불규칙한 경고등이 켜지듯이 예고 없이 찾아드는 공황발작으로 인해 늘 불안감에 시달리기 때문이다. 증상의 발현으로 정신과를 찾고 언제 끝날지 모르는 약물치료와 입, 퇴원의 반복도 환자의 생활에 막대한 지장을 준다.

아픔도 경험이다. 경험을 통해 반드시 인식해야 할 것이 있다. 나의 본질에 덧대어진 공황의 그림자를 피하지 말고 직시해야 한다. 공황이 불규칙적으로 발생하지만, 자신에게 관심을 기울이면 충분히 이전의 상황을 알 수 있다.

공황을 일으키는 원인을 아는 것은 그것을 이해하고 치유하는 데 상당한 도움이 된다. 환자는 그에 맞는 적절한 대처와 빠른 극복을 시도할 수 있다.

질환은 대부분 사전 증상이 있다. 그 예고를 간과하면 병이 발생한다. 공황의 경우는 사전에 가슴 답답함이 자주 있게 된다. 자신도 모르게 깊게 품어 나오는 한숨도 빈번하다. 식사하고 자주 체기가 있어 소화제를 복용하는 횟수도 잦다. 몸이 정신에게 보내는 경고신호이다. 실제로 많은 사람이 살면서 공황 증상을 여러 차례 경험한다고 알려져 있다. 단지 증상의 심각성에 따라 자각하는 정도가 다를 뿐이다.

스웨덴의 심리학자 단 카츠(Dan Katz)는 공황장애 현상을 '도마뱀의 뇌'로 비유했다. 이것은 뇌의 편도체를 지칭하는 것으로 신경 발달학적 관점에서 보면 원초적인 뇌 영역이다. 파충류와 하등 동물에게서 발달한 부위이기도 하다. 카츠는 공황장애 처방에 있어 노출 치료를 제안한다. 공황발작이 나타날 때 오히려 그 상황에 자신을 던져놓으라 말한다.

"우리가 느끼는 공포는 파충류 뇌라고 하는 편도체가 좌우합니다. 편도체의 지능은 딱 도마뱀 수준이에요. 겁에 질리는 순간 이 멍청한 도마뱀 녀석이 우리 뇌를 장악한 것이라고 보면 돼요."

공황장애가 내게 가르쳐준 것들

인간이 겁을 먹은 상태에서는 파충류 뇌에 의해 지배받고 통제받는다는 것이다. 공황장애는 증상이 있다고 절대 죽지 않는 병이다. 증상이 발현됐을 땐 주변에 그에 대한 정확한 정보를 알리는 것이 중요하다. 혼자서 담아둘 수도 없을 뿐더러 말하지 않으면 다른 누구도 이해해주지 못한다. 노출해서 두렵고 겁이 날 수 있겠지만, 한 번 시도해보길 권한다.

영리함이란 내가 그 상황을 인식하고 자극에 따른 반응을 주도할 수 있을 때 가능해진다. 우리가 감기에 걸려 열이 나면 충분히 휴식하라는 의미다. 공황 증상 역시 마음의 독감처럼 자신의 마음을 알아차리고 잘 돌봐주어야 하는 신호라는 걸 알아야 한다. 우리 몸에서 나타나는 신체적 통증이 생존에 대한 보호 기능을 가진 것처럼 공황 증상 역시 마음을 보호하기 위한 신호인 것이다. 어떤 상황이나 특정 사람 때문에 공황이 발생했다면 그 환경에서 벗어나 보는 것도 하나의 방법이다. 나타나는 증상을 이유로 충분히 피할 수 있는 분위기를 만들 수 있다.

스트레스를 받고 힘든 상황인데도 지속적으로 그 환경에 노출이 되어왔다면 그것을 알아차리는 것이 중요하다. 공황이 발생하기까지 그동안 누적되어온 스트레스 상황을 인식하고 변화를 시도하는 것이 건강한 삶을 영위하는 데 필요한 부분이다. 공황은 나를 살리기 위한 보호 행동이라는 것을 명심해야 한다.

공황으로 인해 불편한 증상을 겪기도 하지만 나에게 긍정적인 측면은 무엇일지 생각해보자. 문제를 해결하거나 변화하기 위해서 자기 이해와 함께 자기애를 가져보기 바란다. 나에 대한 긍정의 빛이 더할 때 얻을 수 있는 부수적인 효과가 있다.

아침에 일어나 상쾌한 마음으로 창문을 열어 시원하고 맑은 공기를 마셔본다. 나는 오늘 새로 태어난 가장 아름답고 고귀한 존재라고 소리 내어 읊어본다. 아침 샤워를 마치고 파우더룸 의자에 앉아 고혹적인 메이크업을 한다. 피부에 윤기를 더하고 거울 속에 비친 내 모습을 보며 '아름답다'라고 말해준다. 평상시 제일 좋아하는 옷을 차려입고 출근하는 길에 차 안엔 이미 기분 좋은 음악이 나의 기분을 업 시키고 있다.

아무 생각 없이 시작한 하루와는 확연하게 그날의 컨디션이 달라지는 것을 느낀다. 나의 에너지가 좋을 때 더 좋은 사람들이 가까이 다가오고, 자신감이 넘치며 스스로 매력적인 사람이라고 생각하게 된다.

컨디션이 정말 최악일 땐 다른 사람을 통해 기운을 얻는 방법이 있다. 주변을 둘러보면 내가 에너지를 나눠줘야 하는 사람이 있는가 하면, 어떤 사람은 만나면 늘 편안하고 생기를 돋워주는 에너지를 가지고 있다. 감정이나 기분이 가라앉은 날에는 후자에 해당하는 사람을 만나는 것도 좋은 처방이 될 수 있다. 나에게 있는 탁한 기운을 순환하는 효과도 있고 사람을 통해서 채워지는 충전의 시간이 된다.

독일의 정신과 의사인 클라우스 베른하르트는 '될 때까지 된 척하기'를 시도해보라고 말한다.

'사랑하는 사람을 위해 내가 가장 아름다운 여인이 되어보기'
'멋진 사람이 오픈카를 타고 나타나 나에게 근사한 꽃다발을 건네는 상상해보기'
'오픈카 안에는 이미 나를 위해 준비된 멋진 음악이 흐르고 있다는 상상해보기'

미국에서는 이런 형태의 '정신화(mentalisierung)'를 '될 때까지 된 척하기'라고 표현한다. 즉, 목표가 이미 성취된 것처럼 행동하면 좀 더 쉽게 그 목표에 도달하는 효과가 있다고 말한다. 공황에서 벗어나 나만을 위한 온전한 시간에 나를 초대해보는 것이다. 상상은 충분한 자극이 되고, 그 자극이 나를 촉진하여 지금보다 훨씬 매력적인 모습을 찾아갈 수 있다.

어둡고 답답한 내 안에 가둬놓는 것을 멈춰야 한다. 내려진 블라인드를 걷어 밝은 햇살을 방 안에 초대하듯이 자주 나를 치켜세우는 '될 때까지 된 척하기'를 해보는 것도 많은 도움이 된다.

우리는 다양한 감정 기복을 느끼며 살아간다. 공황장애는 긴장과 불안을 반복하고 혼란을 경험한다. 자신이 실시간으로 느끼는 상세하고 명확하게 인식하는 감정을 알아차리는 것을 심리학에서는 '정서입장(Emotional Granularity)' 또는 '정서분별(Emotion Differentiation)'이라고 한다. 자신의 감정을 구체적이고 미세하게 구별하는 사람들은 감정 조절을 잘하고, 적응력도 뛰어나다고 한다. 내 감정을 안다는 것은 '내 상태'를 알아차리는 것으로 정서적 분별을 통해 몸과 마음의 건강을 살피는 데 필요한 역량이다. 안다는 것은 곧 조절할 수 있다는 것을 의미하기도 한다.

대부분의 사람들은 자신의 감정을 아는 것에 서툴다. 감정 인식과 정서분별은 정신건강과 매우 관련성이 높다. 감정도 연습을 통해 배울 수 있다. 우리가 걸음마 또는 언어를 많은 시행착오를 통해 배우듯이 말이다.

나는 감정에 대한 많은 단어를 이해하고, 감정 일기를 써봄으로써 많은 도움이 되었고 실제로 대처하는 방식도 새로워졌다. 내 마음을 정확히 이해할 때 내가 무엇을 원하고 있는지도 알게 된다.

신체적 질환 역시 그 원인을 찾아보면 자신의 스트레스를 이해하지 못하고 감정을 억압하며 최종적으로 몸의 신호로 나타난 경우가 많다.

정서는 얼마든지 내가 만들 수 있다. 똑같은 상황에서도 어떤 감정을 선택할지에 따라 결과는 전혀 다른 형태가 될 수 있다.

그동안 나는 공황장애를 앓으며 빼앗긴 것보다 얻은 것이 훨씬 많다. 다른 사람을 이해하는 이타심도 배웠고, 참을성도 알게 되었다. 공황장애를 통해 영리한 환자가 되었고, 건강한 자유인이 되었다.

"감정의 지배를 받고 싶지 않다. 나는 감정을 쓰고 누리고 지배하고 싶다."

– 오스카 와일드

Q & A   환자가 영리할 수 있나요?

아프다는 것은 모든 생활 속에서 기능을 잃어버릴 때가 많아집니다. 이때 자신의 생활을 정리해보는 것이 좋아요. 인간관계, 내 삶의 정돈 그리고 나에게 집중하는 시간…. 내가 살고 있는 일상을 집중해서 돌볼 수 있는 최고의 시간이 됩니다.

뇌의 원리를 활용하라

공황장애는 엄격히 말하면 장애가 아니다. 공황을 장애라고 인식하는 순간 부수적인 2차 증상까지도 경험할 수 있다. 인간의 뇌는 위험을 감지하는 순간 빠르게 반응한다. 투쟁 또는 도피반응을 보이며 자율신경계 중 교감신경을 자극한다. 숨은 가빠지고 호흡이 어려워진다. 식은땀과 함께 심장근육에도 과한 수축을 보이며 가슴 통증을 만들게 된다. 빠른 심박동과 함께 산소 요구량도 많아지며 뇌에서 산소의 부족에 의해 피로감을 호소하게 된다.

공황으로 인해 사람이 죽지 않는다. 하지만 패닉 상태를 경험하며 생명의 위험을 느끼기 때문에 불안과 공포가 급습하는 것을 경험한다. 정신의 황폐화는 뇌의 부정적인 회로를 형성하는데, 이 회로가 활성화되면 감정 처리에서도 다양한 비효율성을 보이게 된다. 생각과 행동, 인지적 사고 등 부정적인 결론을 이끄는 경향이 있다. 그에 따라 여러 부작용이 뒤따른다.

일상생활의 불규칙성 때문에 가정이나 직장에서 여러 가지 어려움이 생겨난다. 늘 해오던 일과들에 어려움을 느끼게 되고 제대로 수행하지 못하는 경우가 잦아진다. 환자의 자존감은 자연스럽게 바닥을 치게 된다. 또다시 뇌에는 좋지 않은 회로가 만들어지며 악순환이 생긴다.

약물은 공황 치료에 큰 효과가 있다. 하지만 완치를 기대할 수는 없다. 약물치료와 병행할 수 있는 처방이 필요하다. 저자인 나는 새로운 경험을 시도해보았다. 상담과 관련된 워크샵 참여라든가, 오랫동안 묵혀두었던 피아노 레슨 받기를 경험하기도 했다. 음악을 좋아하기에 플룻도 배우며 공황을 탈출하기 위한 여러 노력을 기울였다.

병이 한참 심각했기 때문에 중단하는 일도 많았다. 그래도 멈추지 않았다. 독서 모임에 가입해 대전에서 서울까지 오가며 적극적으로 생활 반경을 넓혀보았다. 누가 보면 끈기없이 시작과 멈춤을 반복하는 것처럼 보였겠지만 나는 결코 그렇게 생각하지 않는다.

여기에는 공황장애 완치를 위한 중요한 팁이 있다. 부정적인 생각과 움츠려진 행동을 바꾸기 위한 노력이 뇌 안에서는 새로운 기회의 창을 열고 긍정적인 신경회로를 만들기 때문이다.

긍정의 길이 만들어지기 위해서는 단지 몇 번의 시도로 성공할 수 없다. 우리 뇌는 부정적인 것에 더 익숙하게 적응하는 경향이 있다. 긍정과 부정의 중립에 서 있을 때 언제든 부정의 방향으로 기울어질 수 있다는 의미다.

그렇다면 어떻게 긍정 회로를 만들 수 있을까? 바로 끈기다. 부정적인 뇌 신경보다 긍정적인 뇌 신경의 활성화를 가져올 기회를 확장해야 한다.

우리는 감각을 통해서 뇌에 노크를 한다. 이후 자극된 뇌는 이전의 경험과 비교를 하며 가장 익숙하고 자연스러운 결과를 선택한다. 당연히 부정 감정이 익숙한 우리에겐 그것을 선택할 확률이 높다. 이때 분별이 필요하다. 행동하기 전에 잠깐의 멈춤은 뇌 사용 습관을 바꿀 수 있는 또 다른 기회이다. 사용하지 않는 길은 금세 잡풀이 자라나고 엉망이 된다. 이동량이 많은 길을 보면 금세 새로운 길이 만들어지는 것을 본 적이 있을 것이다.

뇌도 다르지 않다. 두뇌 안에 새로운 길을 만들어야 하는데 비포장길을 만들 것인지, 포장길을 만들 것인지는 내가 어떤 감각들을 선택해 받아들이느냐에 따라 확연한 결과의 차이를 보인다. 긍정적인 감각에 대한 반복적인 사용과 뇌의 통합 과정을 경험하면 부정회로가 점차 소멸하고 긍정의 뇌가 승리의 환호성을 지르게 된다.

인간의 신경계는 신경세포뿐만이 아니라, 신경전달물질이라는 화학적 물질의 분비가 중요하다. 신경전달물질은 호르몬과 유사한 기능으로 뇌 기능에 결정적인 역할을 한다고 해도 과언이 아니다. 이 물질에 따라 감정이 좌우되기도 하고, 신체적 활동에도 큰 영향을 미친다.

격동적인 감정의 환희를 느낄 때는 엔도르핀이라는 물질이 분비되고 고통도 감소한다. 반면에 스트레스 상황에 잦은 노출이 있으면 부신피질에서 코르티솔 호르몬이 분비되고 신체 각 기관에 많은 혈액을 방출하며 맥박이나 호흡, 근육 긴장이나 감각기관의 예민함을 보이게 만든다. 이후 수면장애를 가져오며 삶의 질을 낮추는 결과에 이르게 된다.

즉, 행복과 편안함의 긍정적인 경험일 때와 과도한 스트레스 상황에 반복적으로 노출될 때 우리 몸의 시스템은 전혀 다른 반응을 보이는 것이다.

사람은 끊임없이 변한다. 어느 방향으로 변해가는지를 안다면 중간에 놓쳐버리거나 실수하는 삶을 방지할 수 있다. 인식을 통해 주도성을 가진 삶은 신경 가소성이라는 뇌의 변화에도 긍정적인 영향을 줄 수 있다. 목표하는 상태에 집중하기가 수월해지고, 자기 자신에 대한 통찰에도 많은 도움이 된다.

신경계는 어떤 삶을 사느냐에 따라 죽을 때까지 유연한 변화를 기대한다. 그러나 '~ 때문에'라는 이유를 찾다 보면 삶을 단정 짓게 되고 점차 퇴화하는 노후를 맞을 수밖에 없다. '우울증이 있다고 해서, 노인의 나이가 되었다고 해서, 나를 둘러싼 환경이 엉망이라고 해서' 갖은 핑계거리를 찾다 보면 끝도 없이 그 안에서 헤어날 수 없게 되고 뇌의 노화와 함께 신경 가소성 역시 퇴화를 맞이한다.

공황장애는 약물치료가 필수적이다. 빠른 치료는 더 큰 효과를 기대할 수 있고, 좋은 예후를 남긴다. 문제는 약물에 대해 의존성이 많아지거나 약물 남용이 생겼을 때이다. 약을 복용하게 되면 뇌는 약물에 대한 보상 감각을 통해 도파민이라는 신경전달물질을 분비한다.

복용하는 약 외에 알코올이라는 술 남용까지 이어지면 더욱 반복적인 약물 의존을 기대하게 된다. 이런 보상 시스템을 경험한 뇌는 부정적인 결과를 무시하는 습관이 만들어져 더 강도 높은 약물을 사용하게 되는 경향이 있다.

뉴잉글랜드 의학저널의 마크 루이스(Marc Lewis) 박사가 제안한 학습 모델은 약물중독에서 나타나는 뇌 변화가 병리적 현상에 해롭다는 것을 강조하며 정상적인 습관적 학습을 통해 변화되는 것이 약물중독을 낫게 하는 방법임을 제시하고 있다.

인간은 새로운 환경에 적응할 수 있는 뛰어난 능력이 있다. 뇌 가소성은 새로운 기술과 습관을 통해 일생을 살아가는 동안 얼마든지 좋은 방향성을 가지고 변화될 수 있다는 것을 의미한다.

내 건강을 지키는 열쇠는 바로 내가 주인이라는 의식이다. 누구도 내 인생에서 어떤 것을 결정할지에 대해 개입할 수 없다. 강요해서도 안 된다. 죽을 듯이 힘든 결혼생활을 계속 유지하라고 요구해서도 안 되고, 하고 싶지 않은 일을 계속하라고 추궁해서도 안 된다. 타인에 의해 조정되는 삶은 나의 주체성을 잃게 하기 십상이다. 사람이나 환경에 의한 속박에 매여 혼자서는 세상을 살아갈 수 없다는 강한 믿음을 갖게 되고 깊은 무력감에 빠질 수 있다.

모든 결과에는 나의 책임이 있다. 변화를 두려워하고 속박된 삶을 선택한다면 지금의 상황에서 절대 벗어나기가 어렵다. 나의 인생을 책임질 준비가 되어야 한다. 혼자 서는 두려움을 떨쳐버릴 때 그 안에서 진정한 자유와 책임을 배운다. 잘못된 프레임을 벗어던질 때 가벼운 마음으로 새로운 인생을 설계할 수 있다.

나에 대한 확신과 믿음을 가져야 한다. 내가 나를 불신한다면 누구도 내 편이 되어주지 못할 것이다. 그 결과는 뇌 안에서 두려움과 공포로 프로그래밍될 수 있다. 현실을 부정하거나 도피하고자 해서는 안 된다. 책임을 잃게 되고 좋지 않은 습관을 만들 수 있다. 술, 담배, 무질서한 생활 등 중독의 삶에 빠져들 수 있다.

우리는 환경이라는 굴레에 지배당한다고 생각하는 경향이 있다. 하지만 나 역시 그 환경의 일부분이라는 걸 알아야 한다. 얼마든지 환경을 통제할 수 있다는 의미다. 나이가 들어도 환경은 행동 패턴에 영향을 주고, 정서적 건강에도 관여한다.

아인슈타인은 이렇게 말했다.

"바보 같은 짓 가운데 그야말로 최고봉은 항상 똑같은 행동을 하면서 다른 결과가 나오기를 기대하는 것이다."

당신은 무엇을 기대하는가? 내 삶을 어떻게 변화하고 싶은가? 내가 진정 원하는 것을 알고 이해할 때 비로소 나의 삶은 변화된다.

공황장애가 내게 가르쳐준 것들

우리의 뇌 기능은 모든 감각에서 출발합니다. 지금 나에게 주어지는 촉각, 시각, 후각 등 많은 감각들에서 우리의 뇌는 처리하고 통합하는 것이 달라집니다. 공황으로 인한 뇌의 스트레스는 좋지 않은 뇌의 기능을 만들 수 있어요. 나에게 편안하고 유용한 감각들이 제공될 수 있는 환경을 선택하세요. 의식적으로 편안한 향기에 머물고, 편안하고 부드러운 옷을 입고, 안정적인 사람과의 만남을 가져보세요. 뇌도 긍정적으로 변화합니다.

공황, 치료가 아니라
치유를 해야 한다

공황이 시작된 후 꾸준한 약물치료가 계속되었다. 난 약 먹는 걸 무엇보다 싫어했다. 하지만 공황장애는 선택의 여지없이 약을 중단할 수가 없었다.

약은 반 알 정도도 내 몸에 강력한 영향을 주었다. 그 반 알 때문에 기분이 이랬다저랬다 바뀌기도 하고, 잠을 푹 잔다거나 또는 식은땀을 흘리며 밤새도록 뒤척이기도 했다.

증상이 달라지면 그에 맞도록 약을 조절하는 것이 무척 힘들었다. 같은 처방전을 가지고 대학병원에서 약을 먹는 것과 개인병원에서 유사한 약으로 대체해 먹는 약도 큰 차이를 보였다. 약물치료를 해도 증상이 급격히 나빠질 때면 입원해야 하는 상황까지 갔다.

일상이 허물어지는 것을 반복하며 치료에 대한 한계를 느꼈다. 몸의 치료만이 아닌 마음의 치유도 함께 해야 한다는 생각을 하게 되었다.

일반적으로 치료와 치유는 명확한 구분이 없이 혼용되어 사용된다. 치료는 과학적 근거에 기반한 의학기술을 통해 질병을 고치는 환자의 신체에 초점을 맞춘다. 반면에 치유는 영적, 경험적 인간으로서의 모든 영역을 포함해 접근하게 된다. 사전적 의미로서의 '치유'는 힐링을 통해 맑은 에너지를 연결하여 어두운 잠재의식과 마음속 부정적인 감정들, 몸속 나쁜 습관들을 깨우고 몸과 마음을 정화하는 것이라고 제시한다.

나는 공황장애 극복을 위해 스스로 관리할 수 있는 셀프 치유에 도전했다. 첫 번째 방법으로 나의 감정이나 생각을 기록하고, 예기치 않는 다양한 증상을 메모했다. 기록은 나를 나 자신의 몸과 정신 상태에 대한 객관적 관찰자가 되도록 해주었다.

주관적 사고에서 벗어나 관찰자가 된다는 것은 감정을 통제할 수 있는 이

점이 있다는 것을 알게 되었다. 그동안 나는 격동적인 감정 동요에 익숙하지 않았다. 어쩌면 민감했다. 센시티브한 예민함에 점점 지쳐가고 멍드는 내 마음을 보았다.

어두운 터널을 지나는 것처럼 충전이 없는 질주가 계속되었고 나에게 남은 건 공황이었다. 나침반 없이 방향을 잃은 듯 온 세상을 더듬어 살기 위한 몸짓을 하였다. 나에게 손전등이 필요했다.

내가 원하는 것과 내가 싫어하는 것이 무엇인지를 관조했다. 생각보다 나는 세상의 기준에 맞추어 많은 시달림을 받고 살아왔다. 어두운 터널을 벗어나기 위해서는 세상 잣대에서 벗어나는 것이 시급하다고 생각했다.

어리석게도 그동안 내가 옳았다고 생각했던 관념이 일순간에 무너져 내렸다. 그것 때문에 공황이 생겨났나 싶을 정도로 정신적인 충격이 컸다. 요인이 무엇이든 간에 모든 책임의 귀결은 나에게 있기 때문이었다.

공황장애 치유를 위해 그동안 살아온 삶을 이해하고 받아들이는 과정은 도움이 된다. 내가 무엇을 원하는지, 자신이 되고자 하는 삶의 요구들에 대해 메시지를 던졌다.

그리고 자기조절과 자아 개념을 향상해주는 방법들에 대해 고민했다. 목표를 결정하고 그에 대한 성취를 높이는 것이 자신감 회복에 도움이 될 수 있다. 생각은 강력한 힘을 갖는다. 원하는 방향으로 계속 이끌 수 있는 마음 관리를 통해 신체와 정신을 제어할 수 있는 능력을 키운다.

공황 치유를 위해 내가 적용해본 효과적인 방법들을 제안하고자 한다.

1. 긍정적인 정신적 습관 갖기

긍정적인 정서는 삶의 방향을 바꿀 수 있는 강력한 방법이 될 수 있다. 우선 내가 원하고 있는 구체적인 삶의 목표를 정한다. 이후 시각화하는 방법을 적용한다.

시각화는 나의 정신세계를 제어할 수 있는 확실한 방법이 된다. 예를 들어 '작가가 되자'라는 목표를 결정한 뒤 가장 자주 눈에 띄는 곳에 이 글귀를 붙여놓는 것이다. 시각적 이미지가 욕구를 더욱 상승시키고 믿음의 깊이도 변화시킨다. 의지력과 끈기도 확실하게 바뀌는 것을 경험했다.

눈을 통해 시각화한 이미지의 빈도가 잦을수록 생각과 행동에도 강한 영향을 주게 된다. 시각적 이미지를 통해 자신감을 가지게 되며 그것을 더욱 확장해 긍정적인 언어와 행동을 사용하는 것이다. '나는 멋진 작가다', '나는 공황장애 완치가 되고 멋있는 베스트셀러 작가가 되었다' 등의 긍정적이고 현재형의 말을 자주 사용한다.

언어는 청각적 감각으로 나의 뇌를 자극하고 더 좋은 느낌을 스스로 경험하게 된다. 긍정적인 경험이 많아질수록 나는 더욱 용기가 샘솟고, 감정제어에도 효과적인 결과를 얻게 된다. 열정적인 삶에도 커다란 역할을 하게 된다.

2. 긍정적인 사람들과 관계 맺기

인간관계의 폭을 넓히기 시작했다. 새로운 사람들과 새로운 만남을 갖는다는 건 처음엔 약간의 스트레스로 다가올 수 있다. 새롭고 다양한 직업군의 사람들과 교류한다는 것은 그들이 가지고 있는 삶의 경험을 공짜로 배울 수 있는 최고의 기회가 된다.

긍정적인 암시들과 부정적인 암시들이 모두 있겠지만 나는 긍정적 정서를 선택한다. 인간관계는 그 사람에게 느끼는 동일시 감정을 통해 그 사람의 태도와 행동, 의견을 무의식으로 받아들이게 된다. 긍정적인 사람들을 많이 만날수록 나의 정서와 행동에도 좋은 영향을 주게 된다.

사람들과의 교류는 자기 관리에도 도움이 된다. 사회적인 미소와 제스처를 사용해야 하고, 상호작용 과정에서 자기 모습을 모니터링할 수 있는 최고의 기회가 될 수 있다.

3. 자기조절 훈련하기

공황 증상은 호흡 문제가 대표적인 증상이다. 가슴 통증과 함께 과호흡 또는 불규칙한 호흡이 올라오면 더 이상 손을 쓸 수 없게 속수무책이 된다. 평상시 혼자 있는 시간을 활용해 스스로 호흡을 조절하고 자기 신체에 머무르는 연습이 무척 효과적이다.

소파에 앉아서 또는 바닥에 누워서 편안한 상태를 유지하는 것이 필요하다. 호흡을 천천히 길게 쉰다. 그리고 숨을 내쉰 상태를 5초가량 그대로 유지하고 멈춘다. 숨을 내쉰 상태의 신체는 숨을 들이마실 준비를 하게 된다. 다시 천천히 숨을 들이마신다. 들숨에서는 흉곽이 넓게 확장되는 것을 느낄 수 있다. 최대한 숨을 들이마신 상태를 다시 5초가량 유지하고 멈춘다.

호흡 조절은 갈비뼈 사이사이에 있는 근육들에 대해 수축과 이완을 스스로 조절하는 기회가 된다. 가슴과 복부를 경계 짓는 횡격막도 조절하는 기회를 만드는 것이다. 자발적으로 근육을 조절한다는 것은 공황에서 나타날 수 있는 호흡의 문제를 개선하고 예방할 수 있는 효과적인 방법이다.

4. 삶을 주도적으로 이끌기

우리는 사고의 수준, 즉 생각의 질에 따라서 자신의 인생을 이끄는 방식과 속도에 차이가 난다. 생각에 따라서 마음 관리가 달라질 수 있고 오늘을 살아가는 방식, 모습, 미래로 향하는 삶의 방향에 차이가 날 수 있다.

하루의 일과를 보내며 의식적인 행위보다는 무의식적으로 또는 멍한 상태로 일상을 보내는 시간이 많은 비중을 차지한다. 이런 습관들을 바꾸기 위해서는 의도적으로 바쁜 스케줄을 선택하고 몸을 움직이는 것도 의식적인 행동을 할 수 있는 기회를 제공하는 것이다.

내 안에 잠자고 있는 거인을 깨우기 위해서 각성을 높이고 의식의 수준도 깨어 있어야 한다. 나는 왜 존재하는가? 나는 세상을 위해 어떤 사람이 되고 싶은가? 나에게 공황장애가 생겨난 이유는 무엇인가? 차분하고 긍정적인 마음으로 나에게 질문을 던진다. 그리고 답을 해본다.

지금 이 순간까지 내가 겪어온 일들은 모든 것이 선물이다. 나는 그 경험을 통해서 더 이상 뒤로 물러서지 않고 멋진 삶의 여행을 위해 날개를 펼칠 수

공황장애가 내게 가르쳐준 것들

있다. 세상을 어떻게 지각하고 해석하는지에 따라 전혀 다른 삶을 선택하고 기회를 만들 수 있다.

공황장애를 앓으며 많이 아팠다. 몸도 마음도 무너져 다시는 세상에 빛이 나는 존재가 될 수 없을 것이라고 나를 그 확신 속에 가두었다. 결론은 전혀 그렇지가 않았다. 내 심장 그리고 내 어딘가에서 품어 나오는 삶에 대한 욕심이 나를 세상 속으로 이끌었다. 힘을 내본다. 에너지가 생긴다. 조금씩 나누어줄 수 있을 만큼 내 안에 또 다른 무언가가 채워진다. 내가 아파봤기 때문에 나눌 수 있고, 도울 수 있다.

Q & A 자기 주도성을 갖기 위한 습관은 무엇이 있나요?

어떤 상황에서 또는 어떤 사람과 마음이 불편한 채 이끌려서는 안 됩니다. 즉, 상황이 편안히 정리되어야 한다는 의미입니다. 억지로 하게 되는 일에는 항상 마음이 쓰입니다. 마음을 크게 열어 포용할 수 있는 훈련이 필요합니다.

공황장애 매커니즘을 이해하라

1. 무의식의 기제를 이해하라

공황은 무의식적 갈등의 충동 기제들이 수면 위로 올라와 증상을 보인다. 낯선 환경 또는 특정 상황, 특정 사람에 노출이 될 때 불편한 감정과 함께 부정적인 느낌이 신체적 증상으로 발현되는 것이다.

심리학자 윌리엄 글래서(William Glasser)는 인간의 감정이 무의식적 선택에 의한 것이라고 설명한다. 마음의 기제가 자기의 생각과 무관하게 상황을 받아들이고 해석하여 스토리를 만들어버린다.

우리는 단편적인 결과를 가지고 그것이 전부인 것처럼 믿어버리는 오류를 범하곤 한다. 예를 들어, 어떤 사람이 "넌 성격이 정말 못됐고, 재수가 없어." 라는 말을 내뱉었다고 가정하자. 그 말을 들은 사람은 마치 온 세상 사람이 나를 다 좋지 않게 생각하는 것처럼 느끼며 과잉 일반화에 빠져드는 것을 볼 수 있다. 자존감이 낮은 사람은 무의식적으로 이런 오류에 빠져들기가 쉽다. 무의식을 의식적으로 끌어올리는 훈련이 필요하다.

2. 미래 예견자가 되지 말아라

과거를 통한 경험은 현재에 나를 있게 하고, 미래로 나아간다. 생애 주기에 따른 과업을 배울 수 있고 더 큰 성장을 만들 수 있기 때문이다. 불안이 주요 증상인 공황장애는 현재에 머물지 못하고 과거와 미래를 수없이 오가며 '지 금'을 놓치고 산다. 과거는 이미 지나간 시간이기 때문에 내가 통제할 수 없다. 미래 역시 현실과 동떨어진 시간에 존재하기 때문에 걱정할 이유가 없다.

공황장애 환자들은 증상을 겪은 후로 예기불안에 시달리며 언제 내가 죽을지 모른다는 공포감과 불안으로 미래를 낙담하는 경우가 많다. 위축된 마음과 감정들로 인해 행동도 작아져간다.

3. 모든 원인은 '나'에게 있다?

정서와 행동은 우리의 몸과 마음에 영향을 준다. 공황발작을 경험한 환자는 이후 걱정과 근심으로 인해 더 큰 불안에 사로잡히게 된다. 그동안 묵혀두었던 스트레스가 마음속의 에너지를 소진해 불안과 공황장애를 유발하게 되는 것이다. 점점 자신감도 부족해지고, 우울감은 깊어져간다.

생각이 많고 과도한 긴장감을 느끼는 사람일수록 자신이 처한 상황을 모두 자기 탓으로 돌리는 경향이 많다고 한다. 그것이 공황과 불안을 더욱 증폭시키는 시발점이 될 수 있다. 관점의 전환이 필요하다. 세상을 바라보는 나의 관점은 사고와 감정, 행동에 영향을 준다.

어쩌면 개인이 갖고 태어난 기질상의 문제로 스트레스 취약성에 의한 제약인지도 모른다. 과연 이런 나의 기질을 바꿀 수 있을까? 당연히 바꿀 수 있다. 합리적으로 생각하는 연습과 훈련이 자신에 대한 그리고 세상에 대한 대처능력을 높이고 서서히 행동과 습관도 달라지게 만든다.

4. 감정에 치우치지 말고 팩트를 살펴라

누구나 살아가며 크고 작은 스트레스를 받는다. 짜증이 나고, 화도 난다.

그렇게까지 분노할 상황이 아니었음에도 화산처럼 감정이 북받쳐 올라 결국 상대방에게 화가 난 감정을 쏟아붓게 된다. 알고 보니 나의 오해에서 비롯되었다는 걸 뒤늦게 깨우친다. 이미 감정을 조절하지 못하고 표출해버린 것을 뒤늦게 수습하려니 난감하기 짝이 없다. 나만 우스운 꼴이 되는 것이다.

건강한 감정을 만들어가기 위해서는 자신에 대한 이해와 감정을 알아차리는 훈련이 필요하다. 내가 지금 어떤 상태인지, 무엇 때문에 화가 난 건지, 왜 슬픈 건지, 짜증은 왜 내고 있는지… 동요되는 감정들을 생각 없이 표출하기보다는 객관적인 입장에서 한 번 더 살펴보는 것이 감정에 휘둘리는 것을 막을 수 있다.

제어되지 않은 감정 소비가 많아지면 마음의 건강도 잃기 쉽다. 화나는 이유가 무엇인지 스스로 정확하게 아는 것, 그 사이에서 감정의 정리를 배운다.

5. Yes 또는 No의 사고 습관을 해체하라

공황장애를 겪는 사람들을 대체로 민감한 성격을 가지고 있는 경우가 많다. 같은 자극에도 과도한 해석을 하게 되고 마음에 불편함을 만든다.

공황과 우울을 앓고 있던 학생이 휴학한다고 상담을 요청했다. 이유는 친구들에게 자신의 의견을 표현할 수 없어서 졸업반인 과정에서 휴학을 결심한 것이었다. 학생은 자신의 의사 표현에 대한 부족이 친구들의 잘못이라고 느끼고 있었고, 휴학이라는 선택을 한 것이었다.

'학교를 계속 다닐 것인가?(Yes) 아니면 휴학을 할 것인가?(No)' 이런 이분법적 사고가 이어지면 선택의 폭이 좁혀지고 문제 해결도 미숙하기 짝이 없다. 일상에서 일어나는 모든 상황을 부정적 결론으로 이끌기가 쉽다.

선택의 폭을 넓히는 연습이 필요하다. 문제 상황을 목록으로 작성하고, 여러 대안(A안, B안, C안, …)을 적어보는 것이다. 각 대안에 따른 결과를 예상해본다. 최악의 상황을 피할 수 있고, 신중한 선택의 방법을 배우게 된다.

6. 부정적인 언어의 습관을 바꿔라

언어는 인간에게 최고의 선물이다. 자신을 드러낼 수 있고, 다른 사람과 교감을 나누는 중요한 수단이기 때문이다. 공황장애는 마음에서 비롯된 병이지만 원인을 살펴보면 자신의 감정에 대해 익숙하지 않고 표현하는 데 억압하는 경향을 보이기도 한다.

우울한 기분이 계속되다 보면 자연스럽게 부정적인 언어를 습관화하는 경

공황장애가 내게 가르쳐준 것들

우가 많아진다. 언어가 부정적인 사람은 분노와 화를 끌어안게 된다. 이런 언어 습관은 마음에 두려움을 품게 되고, 과장된 표현을 통해 궁핍한 마음을 채우려고 애쓴다.

자신을 격려하고 긍정적인 마음을 담아 표현하게 되면 마음의 안정을 찾게 되고 행복을 느낀다. 사고의 전환, 마음의 전환은 언어 습관에서부터 시작될 수 있다.

7. 스스로 호흡 조절하기

약을 끊고 진정한 자유를 느꼈다. 수면제를 복용하지 않고 잘 수 있을 것이라고는 상상도 하지 못했던 만큼 어쩌면 약에 의존을 보여왔는지도 모른다.

약 복용을 중단한 이후 시시때때로 불안이 심장 안쪽에서 스멀스멀 올라왔다. 아니나 다를까, 연이어 또 돌멩이가 굴러다니는 듯한 증상이 밀려온다. 하지만 이전과는 전혀 다르게 대처하는 내 모습을 본다. 내가 증상을 컨트롤할 수 있다는 걸 믿고 있고 실제로 그 방법을 적용한다.

돌멩이가 심장을 타고 구르면 깊은 호흡에 들어간다. 첫 번째, 숨을 크게 내뱉은 후 깊게 들이마신다. 폐와 흉곽이 확장되면 단 5초만 세면 된다. 하나,

둘, 셋, 넷, 다섯… 그리고 천천히 숨을 내뱉는다. 그 상태에서 또다시 5초를 센다. 하나, 둘, 셋, 넷, 다섯…. 그렇게 반복하면 5세트도 되기 전에 증상이 금방 사라져버린다.

두려움과 걱정이 오히려 증상을 더 악화시키는 결과를 얻게 된다. 스스로 호흡 컨트롤하기를 적용해보기 바란다. 생각보다 효과적인 결과를 경험하게 될 것이다.

공황장애를 겪으면서 경험한 다양한 인지적 오류가 있었다. 미래에 대한 희망을 놓아버렸고 아무런 기대를 할 수 없었다. 미래에 대한 무기력증을 갖게 된 것이다. 자연스럽게 무력감에 빠져들며 우울증에 불안장애까지 여러 정신과적 증상들이 나를 괴롭혔다.

벗어날 수 없을 것이라는 소신 아닌 소신이 생겨났다. 그러나 마음 한편에선 간절하게 바라는 치유에 대한 꿈을 꾸고 있었나 보다. 새로운 경험을 통해 공황장애 극복을 위한 시도를 시작했다.

독서를 시작으로 블로그 글쓰기, 다양한 사람 만나기 등을 시도하니 거짓말처럼 서서히 나의 모습을 볼 수 있게 되었다. 책을 통해 비친 나의 모습, 사람들을 통해 만나게 되는 현실의 나의 모습…. 나의 모습에 수긍하기로 했다.

현실을 받아들이자 솔직한 나를 만날 수 있었다.

공황장애는 신체 외부의 질환이 아닌 내부에서 비롯된 병이다. 공황장애가 발생하는 원리를 이해하고 해결책을 찾는 것이 긍정적인 결과를 가져올 수 있다.

Q & A **내 탓을 하다 보면 스스로 자괴감에 빠져들어요.
어떻게 하면 좋을까요?**

남 탓을 하느니 차라리 내 탓으로 가져오는 것이 감정 정리에 쉬울 것 같기 때문이죠. 우리는 각자의 개체로서 살아갑니다. 내가 있어야 타인도 있습니다. 나를 존중하는 연습을 해보세요. 자괴감의 감정에서 멀어지고 자존감이 올라갑니다.

플라시보 효과를 이용하라

플라시보 효과(Placebo Effect)는 '위약 효과' 또는 '가짜 약 효과'라고도 부른다. 플라시보는 '기쁨을 주다(to please)'라는 의미로 라틴어에서 유래되었다고 한다. 실제로는 약의 의학적인 효능이 있지는 않지만 있다고 환자를 속여 환자로 하여금 복용 후 효과가 있을 것이라고 긍정적으로 믿게 하여 실제로 병세가 호전되는 효과를 의미한다. 흥미로운 것이 진짜 약과 가짜 약을 먹고 뇌 영상을 촬영한 결과 가짜 약을 먹은 사람에게서 진짜 약을 먹은 효과와 같은 뇌의 변화가 관찰되었다는 것이다. 정신이 믿는 대로 몸도 반응하는 것을 확인할 수 있는 대목이다.

더욱 재미있는 것은 환자가 의사와 병원을 신뢰할수록 위약 효과가 크다는 것이다. 이런 결과는 치료적으로 응용해도 긍정적인 효과를 가져올 수 있을 것이라는 생각이다.

한 번은 이런 경험이 있다. 주말 오후에 편안히 쉬고 있는데 뜬금없이 위가 아프고 위경련 증상이 밀려오는 것이었다. 이전에도 위경련을 앓아본 경험이 있어서 침대에 누워 따뜻한 핫팩을 배 위에 올리고 증상을 가라앉히기 위한 노력을 했다. 시간이 갈수록 위는 더욱 꼬이고 통증은 극심해졌다. 거실에 약을 먹으러 나갈 상황이 아니었다.

안방에서 거의 울부짖는 소리로 아들을 불렀다. 엄마가 너무 아프니 약 보관함에서 위장약을 찾아 달라고 부탁을 했다. 아들이 약 두 알과 함께 물을 건네어 급하게 복용을 했다. 그렇게 스르륵 바로 잠이 들었다.

얼마를 잤는지 모르게 편안하게 잠이 깼다. 부엌으로 가 정수기 앞에서 물을 한 컵 마시려는데 거기에 아들이 남겨놓은 약 케이스가 남겨져 있었다. 뭔가 이상해서 들여다 보니 변비약 두 알을 나에게 가져다준 것이었다. 아뿔싸, 변비약으로 위경련이 나았다는 얘기는 금시초문이었다. 그야말로 피그말리온 효과, 플라시보 덕을 제대로 보았다.

플라시보는 오랜 질병이나 심리적 상태에 영향을 받기 쉬운 질병일수록 그 효과가 크다고 알려져 있다. 나는 이 효과를 이용해서 공황장애가 호전될 수 있을 것이라는 기대가 생겼다. 내가 원하는 방향으로 마음을 갖는다면 좋은 결과가 있을 것이라는 막연한 생각으로 출발했다.

건강 상태가 최악으로 좋지 않았을 때였다. 집에 머물며 혼자 있는 시간이 많아졌다. 혼자 지내는 시간이 많을수록 마음이 편안하게 느껴지기도 했다. 그러다가 불쑥불쑥 제어되지 않는 불안감이 급습해오면 그 증상을 메모로 기록했다. 마치 치료 기록을 남겨놓듯이 말이다.

지금 왜 이런 감정이 올라오는지, 이 감정으로 인해 내가 느끼고 있는 것은 무엇인지, 이런 상황에서 가장 좋은 선택이 무엇일지… 노트나 핸드폰 메모 장을 이용해 남겨놓는 공황일기는 훗날 책을 쓰기 위한 귀한 자료가 될 것으로 생각했다.

분명히 힘든 상황임에도 불구하고 부정적인 감정보다는 생각의 전환을 통해 나를 객관화하고 긍정적 방향으로 바꿔나가는 연습을 했다. 서서히 마음 변화도 생겨나고 행동도 달라지기 시작했다.

언제나 내 마음처럼 상황이 흘러가지는 않았다. 뜻하지 않게 다른 사람과 갈등이 생기거나 가족 안에서의 마찰로 또다시 공황 증상이 몹시 극심하게 나타나기도 했다. 그럴 땐 그동안 쌓아왔던 모든 노력이 물거품처럼 다 무너져 내리는 것만 같았다. 의지나 용기와 같은 자신감은 어느새 달아나버렸다. 길 잃은 아이처럼 마음속에 복잡한 감정 동요가 밀려온다. 내가 나를 통제할 수 없는 이유는 무엇일까?

여기서 한 가지 중요한 것을 알게 되었다. 언제부턴가 나를 객관적으로 보고 있는 나를 보았다. 공황 증상과 그 증상을 받아들이는 내 마음에 대해 분리해서 생각해보았다. 과도하게 불안감을 극대화하고 있는 나를 보았다. 그 불안감이 모든 상황을 위험 요인으로 인식하고 있었다. 순차적으로 부정적인 인지적 처리를 자동화하고 있었다.

'공황은 나에게 평생 붙어 있을 거야. 내가 앞으로 뭐를 할 수 있겠어? 다 그만두고 싶어.'

그리고 연이어 나를 사회적 대상에 끼워 넣어 분석하기 시작한다.

'사람들은 나를 얼마나 형편없다고 생각할까? 모두 손가락질하겠지…'

이런 부정적 생각의 흐름은 나를 금방 사회에서 퇴출이라도 당할 사람처럼 느끼게 했으며, 이후 신체적 반응은 더욱 심각해졌다.

똑같은 상황을 생각의 전환으로 바꿀 수 있을까? 나의 견해는 '그렇다'이다. 신체적 신호를 바꿀 수는 없다. 하지만 그 신호를 내가 어떻게 인식하고 처리할지 그 방식에는 얼마든지 변화를 줄 수 있다. 그 방법 중 한 가지가 긍정적 방향에서의 '자기수용'이었다. 내 몸에서 감지된 공황 신호를 위험신호로 받아들이기보다는 증상으로만 수용한다. 더 이상 해석하거나 분석하지 않는다. 대체적인 행동으로 긍정적인 자기 신념을 가져보는 것이다.

'나는 충분히 이 증상을 받아들일 수 있고, 더 이상 내 몸에서 오래 머물지 않게 할 수 있어. 내 몸을 통제할 수 있는 주인은 나야. 나의 마음과 내 생각이 이 증상을 확대하지 않아.'

사실 이런 사고의 전환이 쉽지는 않다. 생각은 오랜 나의 자동적 사고 습관이나 굳은 신념에서 비롯되기 때문이다. 하지만 계속해서 부정적인 신념을 고집한다면 공황장애뿐만 아니라 삶의 다른 영역에도 부정적인 결과들이 밑그림을 채워버릴 것이다. 나의 생각 그리고 나의 행동을 바꿔야 한다.

나의 생활을 한 번 점검해보자. 운전할 때도 많이 다니는 길, 계속 해왔던 습관을 편안해한다. 주차하는 구역을 생각해보면 답이 나온다. 대부분의 사람들이 항상 비슷한 위치에 주차하는 것을 볼 수 있다. 그만큼 우리는 익숙한 것, 해왔던 것에 편안함을 느끼고 바꾸고 싶지가 않다.

어디 주차만 그러한가? 음식을 선택하는 것, 사람을 만나는 것, 물건을 고르는 것 등 대부분이 거의 비슷한 것에 머물며 변화를 주기를 두려워하는 경향이 있다. 그것은 사고의 틀이라고 이는 인지적 프레임 안에 나를 가두는 일이다.

공황의 신체 증상을 과도하게 생각하고 압박감을 느끼면 뇌는 과중된 의식화를 자동화한다. 긴장과 불안이 더욱 초조함을 만들어 악순환의 고리가 연결된다. 뇌의 다른 영역을 고르게 사용할 수 없다. 고정된 행동습관과 고정된 사고 전략이 늘 뻔한 결과를 만들어낸다. 나 자신에 집중하지 못하고 사회적 잣대, 사회적 기준의 틀에 가두어 왜곡된 자아를 만들어낸다. 이후 부정적인 플라시보 효과가 나타나게 된다.

그렇다면 긍정적인 플라시보 효과를 만들어낼 수 있는 방법은 무엇일까? 긍정적인 생각 회로를 반복하는 것이 중요하다. 눈으로 보고 확인할 수 있는 행동으로 이어지면 더욱 좋다. 머릿속으로만 사고방식을 바꾸지 말고, 실제로 행동을 바꿔보고, 언어를 바꿔보는 것이 필요하다.

앞서 말한 자가 호흡 조절을 통해 근육이 편안함을 느낄 수 있는 환경을 만드는 것도 효과적이다. 긴장감 속에 빠져드는 행동 대신 물리적 환경의 변화, 내 신체의 물리적 변화가 있었을 때 결과도 효과적인 것을 볼 수 있다.

나를 코너에 몰아세우는 극단적인 생각의 편향도 바꾸면 효과적이다. 사회적 시선에서 한 발짝 물러서서 나를 본다. 이전보다 훨씬 자유로운 상태가 되고 그 안에서 선택하고 할 수 있는 것이 많아지는 것을 느낀다.

요즘은 인터넷을 활용한 사회적 소통이 넘쳐난다. 나의 가족, 나의 주변 사람들은 항상 곁에 머물고 있기에 객관적일 수가 없다. 소셜 네트워크를 활용해서 사회적으로 소통하는 것을 배우는 것도 도움이 된다. 나와 똑같은 공황장애를 겪지 않았더라도 누구나 아픔이 있고 그것을 이겨낸 경험이 있으므로 충분히 나에게 공감해주고 힘을 보태준다. 그리고 나는 다음 단계의 소통 방법을 새롭게 배우게 된다.

생각의 확장을 도와주는 방법은 무궁무진하다. 한 번의 시도로 내가 원하는 드라마틱한 결과를 기대할 수는 없다. 하지만 그 안에 머물러 나를 괴롭히고 가둬두기보다는 다양한 경험에 도전하고 긍정적인 기회를 자신에게 제공하다 보면 생각의 새로운 틀이 형성되고 긍정적인 패러다임을 만들 수 있게 된다.

나를 조절하고 통제할 수 있다는 건 결코 작은 틀 안에 가두는 행위가 아니다. 서서히 속도를 줄이고 브레이크를 잡았다가 다음 단계로 속도를 높일 수 있도록 준비가 된다. 자유 안에서 꿈을 꿀 수 있는 나는 더 많은 것을 도전할 수 있고, 자신감도 넘친다. 나에게 도전과 용기를 가질 수 있는 약을 처방하자. 그것은 또다시 긍정적인 피그말리온 효과를 만들게 된다.

Q & A   생각의 확장은 어떤 방법으로 할 수 있나요?

틀에 가두지 않는 생각입니다. 다양성의 기회를 뇌에 제공해야 합니다. 나에게 작은 것이라도 성공의 기회를 자주 경험하게 해줘야 합니다. 성취를 느낀 뇌는 자신감을 가지고 다음 단계의 사고 확장을 기대하게 됩니다.

06

대인관계의 끈을 놓지 말아라

나는 유독 스트레스에 취약하다. 사람을 신뢰하고 사람을 좋아하지만 뜻하지 않게 상처를 받기도 하고 아파한다. 사람이 나를 숨 못 쉬게 했다. 사람이 나를 죽일 것처럼 스트레스를 줬다. 그런데 나도 사람이고 우리는 함께 공존하며 살아간다. 이것이 순리다.

인간관계 안에서 각기 다른 삶을 살아온 사람들이 모여서 같은 생각을 한다는 것 자체가 모순이다. 어쩌면 우리는 갈등을 느끼고 부딪치며 조금씩 성장하는지도 모른다. 그 성장 과정을 한눈에 확인할 수 없기에 길고 긴 시간에 걸쳐 많은 시행착오를 경험한다. 나에게 공황장애가 생겨난 이유이기도 하다.

처음부터 공황장애 진단을 받은 것은 아니었다. 외상 후 스트레스 장애처럼 외부적으로 강한 스트레스 상황에 노출됐던 나는 결국 그 충격을 감당하지 못했고 외부적으로 증상을 드러냈던 것이었다. 그것이 공황장애를 얻게 된 시작이었다.

신체적으로 나타났던 신호들이 점차 정신적으로도 무너지는 것을 느꼈다. 우울감이 극심해지며 대인기피증까지 생겼다. 사람이 무서웠고, 모든 사람이 나를 손가락질하며 경멸하는 것처럼 파괴적인 생각도 들었다.

사람을 피해 커튼을 내리고 어둠 속에 나를 가두었다. 집과 직장 모두에서 말이다. 스스로 닫아버린 어둠 속에서 마음은 더욱 작아지고 나의 존재감도 사라져갔다. 사람을 만나는 게 두려워지다 보니 오프라인 쇼핑도 하지 못했다. 집 안에 필요한 생필품도 모조리 인터넷 쇼핑으로 대체했다.

점점 더 고립되어가는 나를 보았다. 혼자서 생각하고, 혼자서 판단하며 그렇게 병증이 심해졌다. 스스로 방어벽을 쳐놓은 덕분에 자극이 줄어들었다. 물론 반응도 줄었다. 활동범주가 줄어들고 자연스럽게 존재감도 작아졌다.

'호' 하고 불면 다 부서져 날아가버릴 잿더미처럼 느껴졌다. 이러다가는 곧 죽음뿐이란 걸 알았다. 모조리 쓸데없는 생각이었다. 죽는 건 쉬운 게 아니었다.

'내가 이 세상에 태어난 소명이 있는데… 죽음이라니… 말도 안 돼.'

혼자서 읊조렸다. 그동안 홀로 고립된 시간이 많다 보니 다시 세상에 발을 내딛는 게 쉽지 않았다. 두려움과 함께 또다시 사람들의 시선이 나를 불편하게 했다.

고집했던 것을 바꿔보고 싶었다. 차를 처분하고 뚜벅이를 자처했다. 처음엔 버스 요금도 모르고 대중교통 시간을 맞추는 것도 어려웠지만 새로운 환경에 적응한다는 것이 설레었다. 그렇게 조금씩 세상 속에 나를 던지는 연습을 했다.

생각과 행동이 바뀌면서 더욱 좋은 사람들이 나에게 다가왔다. 물론 내 생각의 변화였다. 세상을 바라보는 신념을 바꾸자 내 눈에 비추어지는 세상도 달라졌다.

사실 단순한 것 같지만 나에게 있던 비관적인 신념을 다른 관념으로 바꾼다는 게 쉬운 것은 아니다. 대단한 용기를 낸 것이다. 그것은 그동안 나를 지

공황장애가 내게 가르쳐준 것들

탱해온 커다란 힘이자 바로 나의 존재 자체였기 때문이다. 그래서 사람은 변화되기가 어렵다. 나의 존재를 부정하는 것 같고, 세상 모든 가치관이 무너지는 것 같기 때문이다.

많은 것을 내려놓는 연습이 절실했다. 작은 감정에 머물러 평소 어떤 생각, 어떤 생각을 하는지 살폈다. 사람들과의 관계에서 지나치게 예민하고 지나치게 신경을 쓰는 성격이었다. 타인에 비춘 나로 인해 더 많이 흔들리고 아파하며 지내왔다.

온전히 나의 감정에 집중하자 작은 생각과 감정들이 내 안에 있다는 것을 알았다. 정서 상태가 확고해지면서 다른 사람을 이해하는 폭이 넓어졌다. 나의 정서를 조절하는 능력도 점차 나아졌다.

외부 활동을 시작했다. 새로운 사람들을 만나고 다양성을 알아갔다. 생각보다 적응은 어렵지 않았다. 각자의 터전에서 열심히 살아가는 삶의 모습을 엿보며 자극을 받았다.

그렇게, 어렵게 한 계단씩 올라갔다. 한 층이 높아진 세상은 또 다르게 나를 감동시켰다. 나만 힘든 것이 아니고 누구나 자기 삶의 어려움을 견디며 인생의 정원을 가꾸는 모습을 보았다. 그 어떤 자연의 모습보다 아름답다고 느겼다. 한층 더 나에게 힘이 생겼다. 사람을 만나는 횟수도 늘어나고 얼굴에 미소도 많아졌다.

내 안에 갇혀 지낼 때는 오롯이 작은 틀에서 나를 보고 세상을 보았는데, 한 사람 그리고 두 사람, 세 사람…. 내가 만나는 사람들이 다양해질수록 생각도 키 높이가 우뚝 자라났다.

단지 나의 생각을 약간 바꾼 것에 불과할 뿐인데 같은 상황 속에서도 전혀 다른 인간관계의 영향을 받았다. 블로그에 혹은 메모장에 기록했던 것을 책으로 만들어보고자 생각하고 실행하자 도움을 주는 좋은 이웃님을 만나게 되었다. 블로그에 댓글로 남겨주는 호응에 힘이 났다. 용기가 생겼고 글쓰기에 도전할 수 있도록 이끌어주신 고마운 분을 만난 것이다.

마치 필연처럼 내 건강을 지킬 수 있게, 그리고 내가 살 수 있게 도움을 베풀어준 감사한 분도 만나게 되었다. 공황장애로 마음이 병든 채 지내오며 몸도 많이 망가졌다. 분명 내 몸인데도 건강을 위해 어떻게 사용해야 하는지를 잘 몰랐다. 그 분 덕분에 약도 끊게 되고 건강에 관심을 더 기울이고 노력도 할 수 있게 되었다. 그동안 아픈 마음에만 머물렀었지 몸은 방치한 채 소홀했다는 걸 알게 되었다. 감사한 분들이 한 명, 두 명 그렇게 늘어갔다.

공황장애가 내게 가르쳐준 것들

인간은 홀로 살 수 있는 무인도와 같은 섬이 아니다. 눈에 보이듯 감지할 수 없는 수많은 사회 연결망(social network)으로 연결되어 있다. 이 관계망을 통해 우리 잠재의식 속에 강력한 영향력을 미치게 되고 행동하게 된다.

우리는 주변에 머무는 사람들을 통해서 많이 또는 미세하게 모방하는 경향이 있다. 감정도 행동도 모두 그렇다. 예를 들어 하품이 대표적이다. 강한 전염력을 보인다. 한 사람의 생각과 기분, 감정이 나와 관계 맺는 수많은 사람에게 전파될 수 있다. 이런 원리를 인간관계에 적용한다면 충분히 나의 대인관계에 긍정적인 결과를 만들 수 있다.

요즘은 인터넷과 같은 대중매체를 통해서 사람들과의 친밀한 관계를 맺고 산다. 대면하지 않아도 충분히 교류할 수 있고 활발한 소통을 할 수 있다. 그 안에서 공감하고 나와 다른 다양한 삶의 모습도 엿보게 된다.

누구나 알고 있는 사실이지만 소셜 커뮤니티는 알고리즘이 있어 관심 분야, 관심 대상, 관심 주제 등에 대해 연결고리를 가지고 끝없이 정보를 제공해주는 장점이 있다. 꼭 대면하지 않더라도 얼마든지 사회적 교류가 가능하고 폭넓은 인간관계를 만들 수 있다.

온라인으로 만나는 대인관계를 통해 소통의 자신감을 가지게 되면 사람을 만나는 기회를 넓힐 수 있게 된다. 걱정하고 염려했던 것보다 세상엔 좋은 사람들이 너무나 많고 나는 그들을 통해 성장하고 발전한다.

과거에 사람 때문에 상처받은 경험이 있다면 오늘부터 내 마음속에서 그것을 끊어버리는 것도 중요하다. 오늘은 새로운 날이다. 생각에 변화를 주고 다른 사람을 대면할 때 비로소 그 사람과의 살아 있는 시간이 만들어진다. 오늘은 더 이상 반복되는 어제가 아니다. 새로운 출발을 할 수 있다.

행복의 조건이 있다. 『아들러 심리학을 읽는 밤』의 저자 기시미 이치로는 행복의 조건을 자기수용, 타인 신뢰, 타인 공헌이라고 제시한다. 있는 그대로의 자신을 받아들이는 것, 타인을 적이 아닌 친밀한 관계로 믿을 수 있는 것, 나 자신이라는 존재가 다른 사람에게 공헌할 수 있는 사람이라는 것을 인식하는 것이 중요하다. 나는 그런 능력이 있고 그것을 믿고 수용할 때 주도적으로 자신감 있는 삶을 만들 수 있다.

우리는 다른 사람들과 관계 맺기를 통해 존경과 인정을 배운다. 그들과 협력하고 유대관계를 맺으며 안정감을 느끼고 소속감에 대한 욕망을 채운다. 단일한 정체감에서 벗어나 다른 사람과 공유된 삶을 통해 나의 정체성도 더욱 완성되어간다. 당신 앞에 있는 그 사람은 나를 치유해주는 귀한 사람이다. .

공황장애가 생기면 외부 활동에 많은 위축을 갖게 됩니다. 당연히 사람에 대한 회피도 생겨나지요. 인간관계를 회피하는 증상이 생긴다면 가장 편한 상대와 특정 과제를 가지고 만남의 기회를 만들어보세요. 처음엔 도움을 받는 관계로 시작하지만 도움을 줄 수 있는 관계로 나를 넓혀갈 수 있습니다.

나 자신에 대한
믿음을 가져라

우리는 경험을 통해 성장한다. 그 경험을 받아들이고 이해하는 것은 나의 주관적 견해다. 내 주변에는 수도 없이 많은 일이 스쳐 지나간다. 그것을 보고, 느끼고, 어떻게 받아들이는지, 어떻게 이해하고 생각하는지에 따라 상황은 전혀 다른 전개를 펼친다.

공황이 시작되면서 살아온 날들에 대해 의문이 들었다. 마치 정답 아닌 삶을 살아온 듯 말이다. 많은 혼동을 느꼈다. 거짓 인생을 살아온 것처럼 나에게 있던 가치관이 흔들렸다. 내 안에 내가 없으니 세상도 존재하지 않았다.

모든 것이 비관적인 생각들로 가득했고, 이후 경험하는 모든 것은 다 부정적인 감정들로 채워졌다. 나 자신도 싫고 사람도 다 밉고 세상도 싫었다. 온전하게 비합리적인 생각들이 나를 지배했다.

꽤 오랜 시간을 그 안에 머물러 있었다. 세상을 살아가는 것에 대한 회의감에 하루를 견디는 것이 무척 힘든 시간이었다. 그것은 사실이 아님에도 나에게는 마치 진실이 되어버린 듯 강한 의미를 부여하고 있었다. 나는 점점 더 혼자만의 세상에 고립되어 세상과의 소통을 거부하고 있었다.

나에게 질문했다.

"지금 너의 인생이 어디로 가고 있다고 생각하니? 앞으로 어떤 방향의 삶을 살고 싶니?"

그 순간 살아온 내 삶이 파노라마처럼 순식간에 스쳐 지나갔다. 결코, 쉽지 않았던 인생, 그것을 바꿔보고자 노력해왔던 나 자신, 서른한 살에 대학 생활을 시작하고 쉼 없이 학업의 길을 달려 이 자리에 서 있는 나!

현재 공황장애 환자가 되어 있는 것이 중요한 게 아니었다. 나에게 잠시의 휴식이 필요했다는 걸 알게 되었다. 나에게 특별히 주어진 이 휴식과 같은 시간이 재충전의 기회가 될 것이라는 걸 어렴풋이 감지했다. 비록 내가 원하던 삶처럼 빠르게 성공적으로 만족할 만한 속도를 내지는 못하겠지만 변화를 위해서는 잠깐 느린 거북이가 되어도 좋을 것 같다는 생각을 했다.

절망의 순간에 진정한 나를 만났다. 그동안 살아온 삶을 회고하는 시간 속에서 나를 꽤 괜찮은 사람이라고 믿고 싶었다. 아니 믿었다. 새로운 의식의 변화가 나를 흥분시키고 의지도 샘솟게 했다. 성공적인 삶을 만들기 위해 지금 나 자신을 성공적인 사람으로 대해야겠다고 마음먹었다.

나에 대한 믿음 때문이었을까? 마치 마법과 같이 공황 증상들이 점차 멀어져갔다. 그리고 내가 할 수 있는 것들, 내가 해보고 싶은 것들에 집중하기 시작했다. 그중 하나가 책 쓰기였다. 책을 쓰는 과정에서 이미 난 작가의 꿈을 이루었고 그 기대감은 내 삶에 작고, 큰 영향을 주었다.

아침에 눈을 뜨면 기분이 좋았다. 하루를 기분 좋게 시작하니 점차 자신감도 늘었다. 목소리도 달라지고 행동도 변화됐다. 위축되고 걱정을 끌어안고 있는 내 모습은 이미 잊어버린 듯했다.

행동은 신념에서 나온다. 신념은 자기 자신이나 외부 세계에 대해 의미를 부여하는 것을 의미한다. 삶의 신념에 따라 나를 수용하고 외부적 관계가 달라진다. 더 성숙한 원만함을 갖출 수 있고 자신감을 통해 다른 사람 또는 사회와 조화를 이루는 능력도 발휘하게 된다. 자신의 인생은 어느 누가 대신해서 살아줄 수 없다. 스스로 창조를 해나가야 한다.

가끔은 원하지 않는 삐딱한 시그널이 와서 당황스러울 때가 있다. 자기 신념이 충분하다면 다른 사람의 불편한 자극이 와도 쉽게 반응하지 않는다. 심플한 생각을 하는 것이다. 모든 것은 내 마음 안에 있다. 결정을 할 수 있는 주체자 역시 나다. 내가 어떤 생각을 하고 무엇을 원하는지를 안다면 무슨 일이든 할 수 있고, 무엇이든 될 수 있는 능력을 지니게 된다.

스스로 자신의 삶을 통제할 수 있다고 생각하면 긍정적인 느낌을 받게 된다. 반면에 외부 환경이나 사람에 의해서 나의 삶이 제어된다고 생각하면 그 순간 스스로가 부정적인 감정에 휩싸인다.

일반적으로 불안 및 스트레스와 같이 부정적인 정서가 긴장을 만들어 신체적인 병리까지도 발생할 수 있다. 신체와 마음은 서로 긴밀한 연결성이 있어 부정적 정서의 결과로 공황장애도 생겨날 수 있고 우울증, 수면장애와 같은 정신과적인 질환에도 노출되기가 쉽다.

우리에게는 얼마든지 내부적, 외부적 상황을 조절할 수 있는 능력이 있다.

자기 자신을 외부적 통제 수단이 아닌 주인이라고 생각할 때 긍정적인 정서가 높아질 수밖에 없다. 반면 타인이나 외적으로 통제받는다고 생각하면 무력감에 빠져들게 된다. 물론 선택은 나의 몫이다.

변화되고 싶다면 당장 지금의 습관을 바꾸어야 한다. 무엇을 탓하기보다는 빠르게 받아들이고 행동하는 것이 문제를 해결할 수 있는 가장 좋은 방법이다. 현재의 나, 그리고 미래의 내 모습은 바로 내 생각의 방식이 만든 결과물이다. 생각의 수준을 바꿀 때 삶의 결과도 달라진다. 강한 신념이 있다면 그것은 현실이 된다. 즉, 믿음이 굳건할수록 가능성을 높일 수 있다.

하버드대학의 윌리엄 제임스(William James) 교수는 "믿음이 현실을 만든다."라고 말했다. 우리는 내가 보는 것을 믿는 것이 아니라 자신이 믿는 것을 본다. 나에 대한 믿음이 확고하다면 어느 누구도 내가 하고자 하는 일을 막을 수 없다. 목표를 향해 전진할 수 있는 능력이 있는 것이다. 더 이상 나를 제약해서는 안 된다.

L씨가 있다. 어릴 적 학교에서 지능검사를 했는데 IQ 90이 나왔다. 그는 학교생활 전반에서 좋지 않은 성적을 받게 되었다. 시험을 통해 자신의 삶을 업그레이드하는 것에도 두려움이 커서 도전을 하지 않는 삶을 선택했다. 사실 L씨는 다른 사람에 비해 다재다능한 사람이었다. 단지 그의 머릿속에는

자신의 지능이 평균보다 낮은 수준인 IQ 90이라는 강한 신념이 자리 잡고 있었던 것이었다.

성인이 된 후 L씨는 지능검사를 새롭게 받을 기회가 생겼다. 결과는 놀랍게도 130이라는 영재 수준의 결과를 얻게 되었다. 이후 그의 삶이 어떻게 달라졌을지 궁금하지 않은가? 자신이 원하던 대기업에 한 번에 입사하게 되었고, 지금은 동기들 중에 가장 탁월한 능력을 보여 빠른 승진을 하였다. 자신에 대한 믿음이 얼마나 강력하게 우리 삶을 지배하고 영향을 미치는지 명확히 알 수 있는 사례이다.

살아가며 누구나 이와 비슷한 경험을 하게 된다. 바로 칭찬과 벌이다. 칭찬은 고래도 춤추게 한다고 했던가? 어린아이든 성인이든 우리는 누구나 칭찬받고 싶은 욕구가 있다. 바로 인정욕구가 중요하기 때문이다. 다른 사람에게 인정받을 때 자신감이 높아지고 성취감까지 느끼게 된다. 안정감을 가지고 새로운 도전을 할 수 있는 에너지도 가득해진다.

벌은 상반된다. 일시적으로 효과를 가져올 수 있지만, 세상에 대한 신뢰를 잃게 되고 자기 신념도 상실하게 만든다. 할 수 있는 일보다 하지 못하는 이유가 늘어간다. 성인이 된 이후에는 이런 환경적 통제를 자신이 만들어야 한다. 긍정적이든 부정적이든 모든 세계는 스스로 만든 것이다.

행복한 사람들을 보면 주변에 즐거운 사람들이 많다. 부유한 사람들을 보면 역시 주변 사람들도 부유하다. 이런 원리는 무엇일까?

'인력의 법칙'이라는 게 있다. 우리는 자신이 생각하는 대로 비슷한 사람들을 나에게로 끌어들인다는 것이다. 이것은 자기의 생각과 감정이 대부분 일치하는 사람들과 자주 만나게 되는 상황으로 이끌리는 원리 때문이다. 생각은 곧 에너지를 만든다. 생성된 에너지는 더 좋은 아이디어와 기회를 끌어당긴다.

"우리가 생각의 씨앗을 뿌리면 행동의 열매를 얻고, 행동의 씨앗을 뿌리면 습관의 열매를 얻는다. 습관은 다시 성품을 낳고 성품은 우리의 운명을 결정한다." - 나폴레옹

나는 나 자신을 바꿀 수 있는 준비가 되어 있고, 바꿀 수 있는 능력이 있다. 그것은 나에 대한 믿음이 나를 강력하게 이끌기 때문이다.

공황장애가 내게 가르쳐준 것들

내 마음을 스스로 통제할 수 없고 자신감이 없다면 내 몸을 통제해보세요.

지금 이 순간에 가장 바르고 마음에 드는 멋있는 자세를 선택해보세요. 그런

멋있는 자세로 내가 할 수 있는 다음 일을 진행하세요. 분명 가장 자신 있는

모습으로 만족스러운 결과를 만들어낼 수 있습니다.

08

피하지 말고 맞서보라

갑자기 세상이 두려워졌다. 모든 것이 어둡게 느껴지고 사람도 피하고 싶었다. 공황은 나에게 온 커다란 변화의 시작이었다. 내 인생은 마치 공황장애 이전과 이후의 삶으로 나누어진 듯하다. 진단은 이래서 중요한가 보다. 세상의 잣대뿐만이 아니라 자기 스스로도 그 안에 갇혀 단정을 지어버리는 오류를 초래한다.

꽤 오랫동안 아팠다. 우물 안에 빠진 개구리처럼 다시는 헤어나지 못할 것 같은 무력감에 빠졌다. 그런데 살고 있다. 우울하고, 무력한 모습으로 말이다.

어느 날 갑자기 이건 아니라는 생각을 했다. 그동안 내가 살아온 삶에 대한 보상이 아니라 처벌이라는 기분이 들었다. 벗어나고 싶었다. 생각을 바꾸자 살아야 하는 궁리를 하기 시작했다. 왜곡된 생각들을 바꿔야겠다고 다짐했다. 그것이 나의 공황장애 치유의 첫걸음이었다.

나는 작업치료학을 전공했다. 인간의 삶에는 쉽고 또는 어려운 일상생활의 활동들이 있다. 사람이 병이 들면 쉬운 일상생활 내지는 더 고난도의 능력을 요구하는 일상생활에 지장이 생긴다.

내가 공황장애를 앓게 된 후로 쉬운 일상생활뿐만 아니라 더 고차적인 일상생활에도 문제가 생긴다는 것을 체험했다. 안 되는 것이 아니라 못 했다. 정신이 몸을 지배했기 때문에 신체가 멀쩡한데도 하지 못했다. 씻는 것도 귀찮아지고, 화장하는 것은 더욱 싫었다. 다른 사람과 소통하는 기회의 수도 줄어들었다.

시간이 갈수록 점차 나는 내 안에서 고립되었다. 점점 더 망가져가는 나를 보았다. 누구에게도 말할 수 없지만 나 스스로 그런 내 모습을 보고 있다는 것은 슬픈 현실이었다. 이 생각과 이 느낌은 나를 바꾸는 계기가 되었다.

톨스토이의 단편작품 중에 '행복의 비밀이 뒤뜰에 숨겨 있다'라는 내용이 있다. 평생의 행복을 찾기 위해서는 뒤뜰로 가는 도중 절대로 하얀 토끼를 생각해서는 안 된다는 미션이 걸린 것이다. 결과는 미션 수행자가 한 사람도 없었다. 하얀 토끼를 더 많이 생각했기 때문이다. 여기에서 하얀 토끼란 이유나 변명에 해당한다. 목표를 이루기 위해서는 모든 것을 걸어야 하는데 우리는 그것에 대한 핑곗거리를 찾는다.

행복을 찾기 위해서는 나를 억제하는 능력이 요구된다. 하지만 애써 변명을 늘어놓기 일쑤다. '나는 나이가 너무 많아', '난 결혼한 여자라서', '나는 돈이 없어서', '그놈의 상사 때문에'와 같은 갖가지 변명을 늘어놓는다. 그리고 회피하려 한다.

나 역시 공황으로 아파하며 변명이 많았다. 모든 책임을 내 탓으로 100% 받아들이기가 쉽지 않았다. 두려움과 함께 다가오는 세상에 혼자라고 하는 고독함은 나를 더욱 나약한 존재로 만들었다. 책임감과도 거리가 멀어진 듯했다.

그런데 나에게 희망의 끈처럼 붙잡고 있던 무언가가 있었다. 교육자로서의 내 위치, 그 안에 스치며 지나가는 학생들의 얼굴들, 나의 가족들, 그것은 나에 대한 사랑이기도 했다. 해야 할 역할을 제대로 해야겠다고 다짐했다. 그것은 책임감이었다.

책임감은 나를 결정짓는 중요한 요소다. 책임감이 있는 사람은 긍정적이고 정신적으로도 건강하다. 반면 무책임한 사람은 부정적이고 정신적으로도 건강하지 못할 가능성이 있다. 나를 스스로 통제할 수 있을 때 책임감과 함께 자유도 얻게 된다.

내 삶을 책임지겠다고 결심한 후로 부정적인 감정 정리에 돌입했다. 나를 무겁게 짓누르는 과거의 감정들을 던져버렸다. 늘 짐처럼 따라다니던 부정적인 감정들을 종이에 적었다. 부모로부터 받았던 상처, 성장 과정에서 남겨졌던 아픔들, 사회생활을 하며 남겨진 트라우마를 적었다. 종이를 사정없이 구겼다. 구겨진 종이를 태웠다. 내 마음속에서 멀어지고 불타 사라져버렸다.

이제 내가 할 수 있는 건 새로운 감정들, 좋은 기억들을 하나씩 차곡차곡 정리하는 것만 남았다. 그동안 짊어졌던 무거운 정신적인 짐들을 벗어나는 작업이었고, 그 안에서 나는 자유를 느꼈다.

현재 나의 모습은 습관적으로 만들어온 결과다. 학습된 감정과 행동으로 수많은 반응의 결과를 만들어낸다. 특히 정신적인 습관은 지속적인 생각들을 만들어 스스로 제약된 행동을 만들거나 현실을 회피하고 싶어 하는 형태로 나타나기도 한다.

어쩌면 생각을 바꾸는 것이 운명을 바꾸는 가장 빠른 지름길이 될 수 있다. 셰익스피어는 "세상에는 좋은 것도 없고 나쁜 것도 없다. 우리의 생각이 그렇게 만들 뿐이다."라고 말했다.

나는 공황에서 벗어나고 건강한 삶을 살기 위해 생각의 전환, 습관의 변화가 절실히 필요했다. 그동안 반복해왔던 일상의 패턴을 의도적으로 바꾸기 시작했다. 작은 습관을 시작으로 하나씩 생각을 바꿨다. 사람을 대하는 것, 상황을 회피하지 않고 대면하는 것, 미뤄놓는 습관들…. 하나씩 둘씩 의도적인 노력을 기울였다. 삶은 연습이자 곧 실전이다. 연습이 반복되면서 조금씩 적응해가는 것을 알았다.

관점이 바뀌자 나의 행동에 대해 객관적으로 이해할 수 있었다. 어떤 현상에 대해서도 올바르게 인식할 수 있는 통찰도 갖게 되었다. 미숙한 생각과 행동들을 스스로 조절할 수 있다는 것은 내 마음을 제어할 수 있는 통제력을 배우는 과정이다. 내가 원하는 방향으로 생각을 이끌어가는 연습과 실행이 나에게 자유를 느끼게 해주었다.

감정은 욕구(desire)와 두려움(fear)의 양면성을 갖고 있다. 인간은 자신의 욕구에 따라서 움직이기도 하고, 두려움 때문에 중단하고 회피하게 된다. 바로 실패와 거절에 대한 걱정 때문이다. 그래서 자포자기하고 아예 시도조차

공황장애가 내게 가르쳐준 것들

하지 못하거나 숨어버리게 된다.

재미있는 것은 두려움 때문에 회피했던 것이 나에게 중요한 과제로 주어지거나 발생할 가능성이 크다는 것이다. 언젠가는 내 발목을 잡을 수도 있다.

똑같은 과제를 하더라도 어떤 감정의 마음가짐으로 처리하는지에 따라 결과는 전혀 다르게 나타난다. 두려움의 욕구가 강력하다면 결과도 만족스럽지 않은 경우가 많다.

원하는 것이 있다면 그것에 몰입하고 두려움의 감정은 잠시 접어두는 것이 필요하다. 실제로 성공한 사람들을 보면 생각의 중요성을 알고 늘 긍정적이고 건설적인 방향의 생각을 한다. 왜냐하면, 생각은 강력한 힘을 갖고 있기 때문이다. 원하는 방향으로 이끌 수 있는 에너지가 되고, 자신을 단단히 제어할 수 있게 된다. 중요한 가치를 깨달았다면 지금 당장 나의 내면을 바꾸는 작업이 시급하다.

생각의 수준을 바꾸면 인생의 속도도 달라진다. 원하는 목표가 생기면 그것을 달성하기 위해 자신에 대한 절대적인 믿음이 있어야 한다. 나에 대한 확고한 믿음은 내면에 깊은 뿌리를 내린다. 어떤 일을 잘할 수 있도록 강한 촉매제 역할도 한다.

나폴레온 힐은 "인간이 생각하고 믿을 수 있는 모든 것은 성취할 수 있다." 라고 말했다. 그만큼 자신에 대한 신뢰와 믿음이 강력할 때 삶을 원하는 방향대로 이끌 수 있는 능력을 갖게 된다.

회피하는 삶은 결코 나에게 행복이라는 선물을 가져다주지 못한다. 일단 원하는 것이 있을 때 그것을 구체화하고, 기록하고, 실행하는 것이 중요하다. 실행하면서 계획을 수정해나가는 것도 적극적인 방식이 된다. 세상에 완벽함은 없다. 완벽해지고자 하는 생각이 두려움을 만들기도 한다. 자기수용을 하는 연습이 필요하다.

미국 심리학자 에이브러햄 매슬로우는 "인간은 자아실현을 향해 끊임없이 성장한다."라고 했다. 모든 위대한 사람들을 보면 자신에 대한 믿음이 강했다. 그것은 자신에 대한 부정적인 생각을 덜어내게 한다. 자신에 대한 믿음이 안정감과 자신감을 가지게 한다. 자기 긍정감이 높은 사람은 마음의 당당함과 홀로 설 수 있는 용기가 있다. 있는 그대로의 나를 받아들이고 자기 자신에 대한 자존감과 긍정 욕구를 높일 때 더 이상 물러섬 없이 자유로운 도전을 내딛게 된다.

"남들이 어떻게 보든 난 두렵지 않아. 당당하게 살거야. 이게 나야!"

- 영화 〈위대한 쇼맨〉 OST 〈This is me〉 중에서

공황장애가 내게 가르쳐준 것들

습관적으로 일을 미루는 경향이 있어요.
나쁜 버릇인데 어떻게 바꿀 수 있을까요?

해야 할 일을 계속 미루고 있다면, 가시적으로 보일 수 있는 시각적 방법을
활용해보세요. 하루 중 가장 많이 머무는 곳에 그 과제를 적어서 붙여놓으세
요. 그리고 다른 사람들에게 할 일에 대해 공개하세요. 신용을 지키기 위해서
라도 미루는 습관을 바꿔볼 수 있게 됩니다.

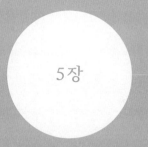

5장

공황과
우울이
가져다준
선물

진정한 나로
다시 태어나다

"어떻게 나에게 이런 일이 있을 수 있어! 세상은 정말 불공평한 거 아니야?"라고 개탄했다. 공황은 나에게 이렇게 시작되었다.

남들에게는 평범한 일상이 나에게 늘 살얼음판 같았고 하루하루 불안감에 떨며 긴 시간을 움츠린 채 보냈다. 세상이 나에게는 적대적으로 느껴졌고 사람들에 대한 불신과 미움으로 마음의 문을 굳게 닫은 채 살았다. 작은 일에도 민감하게 반응했고 모두가 나를 해칠 것만 같은 두려움에 나 자신의 존재 역시 부정하고 싶은 순간들이 많았다. 스스로 만든 고립감은 몸과 마음을 더욱 아프게 했고 삶을 마주하는 면역력도 바닥으로 떨어졌다.

지금은 그 길고 긴 시간들이 내 마음을 조망할 수 있는 최고의 선물이 될 것이란 걸 알게 되었다.

나의 인생을 두 조각으로 나눈다면 나는 공황 이전의 삶과 그 이후의 삶으로 나누고 싶다. 크게 아파본 경험 없이 살아왔기에 공황은 나의 존재와 세상을 이어준 끈과 같다.

우울하고 불안한 상태에서 애써 나와 세상을 회피하고 싶었다. 왜곡된 감정의 커튼을 걷었을 때 나를 수용하고 인정하게 되었다. 타인의 관점에서 생각할 수 있는 공감의 수준도 달라졌다. 마음 안에서 펼쳐지는 다양한 감정들을 이해하면서 다른 사람의 관점에서 깊은 이해를 하게 되었다. 편향된 생각들을 내려놓자 마음속 공간도 한껏 넓어졌다.

나처럼 스트레스에 취약한 사람들은 훨씬 더 민감하고 외부적 자극에 쉽게 반응할 수 있다. 마음속에 가득한 심리적 압박감은 신체적 증상인 공황을 만들어낸다.

불안과 스트레스를 전혀 경험하지 않은 채 살아갈 수는 없다. 중요한 것은 증상들이 발현되었을 때 이것을 어떻게 대처하는지에 따라 반응의 결과는 달라진다. 똑같은 상황에 노출되었다 할지라도 각자가 대처하는 방식에는 다른 차이를 보이기 때문이다. 우리가 부모를 선택할 수는 없다. 하지만 성인이 되고 살아가는 삶은 다르다. 모든 것에 나의 선택과 책임이 함께 따른다.

나는 공황이라는 밧줄로 꽁꽁 묶어두었던 나 자신을 풀어줄 것을 결심했다. 그리고 자유를 선택했다. 마음은 요술램프와 같다. 내가 생각하고 결정하는 순간 마법처럼 상황이 달라지는 것을 느낀다. 자기 스스로를 조절하고 관리할 수 있다는 것은 건강에도 더 좋은 영향을 준다. 긍정적으로 현실을 지각하고 수용할 수 있는 능력을 갖춘다.

우울함과 불안이 서서히 멀어져갔다. 마치 나를 둘러싸던 검은 구름이 걷히는 것처럼 화창한 하늘이 보이고 마음도 맑아졌다. 세상을 낙관적으로 볼 수 있다는 것은 일상을 성공적으로 이끌 수 있도록 도움을 준다. 조금씩 무엇인가를 하고 싶은 욕구가 생겼다.

우리가 몸이 아프면 좀처럼 어디에다 소문낼 수 없는 것처럼, 마음이 아픈 사람들은 더욱더 속으로 삼키고 속으로 아프다. 나처럼 혼자서 숨죽이고 아파하는 공황장애 환자들과 공감할 수 있는 방법이 무엇일까?

먼저 경험한 내가 공황으로 아파하는 사람들에게 전할 수 있는 것이 무엇일지를 고민했다. 혼자 일기를 써보기도 했고, 블로그에 나의 마음을 공유하기도 했다. 그러다 문득 "책을 쓰자!"라는 답을 얻게 되었다. 그리고 곧 책을 쓰기 시작했다. 온 마음에 나를 가득 채우니, 마치 우주가 도와주는 듯했다.

나는 그동안 전공 서적과 관련한 번역서 내지는 전공 도서를 편찬해왔는데, 작가의 입장이 되어 내가 가장 힘들었던 시간에 대한 글을 쓴다는 것은 설레는 감정과 동시에 두려움을 갖게 해주었다. 움직임은 나를 생동감 있게 했고 살아 있는 느낌으로 이끌었다. 새로운 것에 도전한다는 것은 충분한 자극이 되어 한 사람을 성장시킨다.

공황은 더욱 나에게서 멀어지는 듯했다. 무엇인가를 할 수 있다는 것, 나눌 수 있다는 것은 커다란 축복이다. 나의 공황은 축복이 아닐지언정 분명 나에게 가져다준 선물임이 틀림없다.

공황장애로 아팠던 내가 공황장애 책을 쓴다는, 전혀 상상할 수 없었던 일이 현실이 되었다. 아이러니하게도 가장 고통받았던 시간이 나를 또 다른 축복의 시간으로 초대했다. 인생은 그런가 보다. 파도의 역동처럼 업-다운이 반복되며 나를 더욱 자라나게 한다. 소중한 것이 가장 가까이에 있었다.

공황장애가 내게 가르쳐준 것들

내가 아팠던 시간은 나를 비우는 시간이었다. 결혼 후 뒤늦은 학업의 열정으로 달려온 시간이 나를 가득 채웠다. 그 어느 것도 나를 비집고 들어올 틈이 없을 만큼 말이다. 항상 무엇인가에 억눌리는 답답한 마음이 들었다. 그 답답함은 결국 내가 아무런 공간을 허용하지 않았다는 걸 알게 해주었다.

무엇을 채워야 한다고만 생각했지 비우는 연습을 하지 못했다. 아무리 물건을 버리고 텅 빈 공간을 만들어도 여전히 내 마음은 다른 어떤 것도 허용하지 못할 만큼 가득히 무언가가 채우고 있었다. 그것을 깨닫는 시간이 공황으로 아파한 시간이었다.

이 얼마나 감사한가? 이 얼마나 축복인가? 어쩌면 평생을 살아도 모를 수 있던 나에 대한 성찰을 이렇게 경험을 통해 오롯이 마주했다. 다시 태어난 느낌이었다.

예전에는 부모님으로부터 탄생의 축복을 받았지만 그 축복이 내가 원한 것이 아니라고 생각했기에 시행착오가 많았다. 지금의 생각은 전혀 다르다. '나의 유전자가 얼마나 강력하고 우월했으면 이 세상의 귀한 존재로 태어나고 살아왔을까?' 하고 생각한다. 생각의 전환은 전혀 다른 인생을 펼친다.

나는 성공하고 싶었다. 그 성공의 기회로 내가 반듯하게 설 수 있고, 다른 사람에게 좋은 영향력을 줄 수 있는 사람이 되는 것을 바랐다. 어릴 적부터 늘 판사, 의사가 되고 싶었던 어린 꼬맹이의 소망이 지금 이루어지는 듯하다. 나는 글을 써서 많은 사람을 도울 수 있고 살릴 수 있기를 바란다.

나에게 다가온 공황장애는 나를 작가로 이끄는 돌다리가 되어주었다. 내가 불행한 것이 아니었다. 공황은 진정으로 원하는 길을 가기 위한 초석이다. 어떤 사람도 실수나 실패 없는 삶을 살기란 쉽지 않다. 단지 그 경험을 어떻게 생명의 원동력으로 불을 지필 수 있는지는 자신의 선택이기도 하고 강한 의지이기도 하다.

자신이 원하는 대로 살 수 있다면 그것이야말로 실패한 인생이다. 내 각본대로 아무런 인생의 변수 없이 살아간다는 건 축복이 아니라 저주이다. 그 인생에 역경을 이겨낸 힘이 없을 것이고, 더 큰 비전을 위한 포부도 없기 때문이다. 내가 그려놓은 프레임 안에서 나를 가두어두면 나의 성장은 거기서 멈춘다. 그것은 성별이나 나이, 특정 요건이 아니라 자신이 결정해놓은 인생의 마침표와도 같다.

아프고 힘든 것을 이겨낸 사람이 더 큰 나래를 펼칠 수 있는 것은 고통과 고난을 견뎌낸 강한 힘이 있기에 그렇다. 그것이 의욕이고 욕구이다. 음악에 쉼표가 있으면 도돌이표도 있고, 제2악장과 같은 다음이 나를 기대하고 있다. 나를 단정 짓지 말아야 하는 이유다.

지금 나는 공황이 나에게로 와준 것이 정말로 감사하다. 어쩌면 내가 짜놓은 각본 안에 나를 가둘 뻔했다. 공황은 내게 가난한 마음을 알게 했다. 그 가난은 결코 나를 좌절시키지 않았다. 세상을 향해 넓게 손을 뻗을 수 있는 용기와 힘을 건넸다.

내가 견디기 힘들어하는 것, 내가 아파하는 것, 내가 피하고 싶어 하는 것들을 알게 하였고, 나는 기꺼이 그것을 수용했다. 그리고 나의 바람, 나의 욕구를 갈망했다. 모든 것은 나의 마음에 달려 있다. 그동안 바꾸지 못했던 내 생각의 틀을 약간만 바꾸어도 세상은 전혀 다른 곳으로 나를 초대해준다.

나는 가난한 주인공이 되고 싶다. 더 이상 내려갈 곳이 없는 삐에로처럼 삶을 향해 용감하게 웃을 수 있는 그런 주인공이 되고 싶다. 더 이상 잃을 것이 있을까?

오늘도 나는 어느 노랫말처럼 꽃이 바람에게 향기가 되듯 진정한 나로 다시 태어나고 있다.

내 안에 있는 나…. 바로 자아입니다! 많은 시행착오를 겪으며 만들어나가는 것이지요. 나를 이해하고 알아가는 작업이 필요합니다. 내가 어떤 색을 좋아하는지, 내가 어떤 사람을 좋아하는지, 나는 무엇이 되고 싶은지… 나에게 귀 기울이고 집중해보세요. 나에게 질문해보고, 대답을 적어보세요. 객관적으로 나를 알아가는 좋은 방법이 됩니다.

02

지금부터 새로운 시작,
자유를 찾다

내가 좋아하는 색깔은 청파랑 코발트색이다. 맑은 이미지의 청량함이 더해지는 그 빛깔에 매료됨을 느끼곤 한다. 하지만 무엇보다도 더욱 매력적인 색깔을 꼽으라고 하면 바로 자연의 빛깔이다. 어느 물감으로도 흉내 낼 수 없는 자연의 색은 그 다채로움과 신비가 충분히 모든 것을 품는다. 그 안에 자유가 살아 숨쉰다.

오늘 새벽녘에 떠오른 태양은 어제와 다르다. 지나간 상념을 묻어둔 채 '지금'이라는 하루를 선물한다. 자연이 사람에게 건네는 희망이다. 삶은 지금이다. 살아 숨쉰다는 것은 현재에 존재하는 것이고, 과거나 미래에 있을 수 없다.

공황이 시작된 후로 생각의 균형이 깨져 오랜 시간을 아파했다. 나 자신이 못마땅했고, '내가 누구인가?'에 대해서 끊임없이 반문했다. 지금 존재하고 있는 나는 마치 가짜 나인 듯 여겨졌다.

마음은 끝없이 내 몸을 사용한다. 내 생각, 내 마음이 무너졌을 때 내 몸도 한없이 망가졌다. 감정이 고통을 느끼며 몸의 신호를 만들어온 듯 말이다. 세상을 원망하고 증오했다. 분노와 우울함이 나를 괴롭히고 마음의 고통을 느꼈다. 고통의 사슬에서 벗어나는 시간 속에 공황이 함께했다. 마음이라는 녀석은 자기 존재감을 확실히 드러내려고 한다. 마치 자기가 주인공인 양 과거와 미래까지도 모두 지배하려는 욕심을 부리니 말이다. 여기서 가장 큰 피해자는 '현재'이다. '지금' 이 순간을 놓쳐버리며 갈팡질팡 갈 곳을 잃고 방황한다. 그리고 삶 속에서 방황의 질풍노도를 경험한다.

성장통을 겪으면 쑥 성장한다. 몸의 성장만이 아니라 마음도 자라난다. 늘 긍정을 외치면서도 정의에 대해 옳은 주장을 하고 싶었던가 보다. 아닌 것은 아니라고 말하고 싶었다. 아니! 그렇게 주장하고 싶었다. 나의 좁은 식견으로 'No'라고 말하는 것은 어쩌면 나를 부정했던 것인지도 모른다. 내가 충분히 배터리 충전이 된 상태라면 모를까 말이다. 성장통은 그야말로 많은 것을 성장시킨다. 급격히 자라나는 키 높이만큼 마음도 자라나게 한다.

현실을 마주한다는 것이 고통이라고 느꼈다. 그것을 대면하는 것에 두려움이 있었기 때문이다. 하지만 나의 의지, 그 고통과 대면하며 마주했을 때 비로소 나에게 태양이 빛을 비추었다. 그것은 나의 현존을 느끼는 경험이었다.

남 탓하는 것을 벗어버렸다. 나의 마음에 집중했다. 근본적인 내 마음의 병증이 무엇인지를 보고 현재의 나를 보았다. 그 해답은 더불어 사는 방법을 배워야겠다고 생각했다. 그동안 내가 고민하고 아파했던 고통이 결국은 나의 자유를 가로막고 있었다. 불필요한 감정의 소모였다.

있는 그대로의 상황들을 받아들였다. 지금의 마음 탈출이 아니라 이 순간에 머무르는 연습을 했다. 나는 중요한 내 삶을 조망했다. 모든 것을 부정하고 싶었던 것이 어쩌면 나를 간절하게 붙잡고 있었던 생존이었다는 것을 알았다. 그 순간 있는 그대로의 나를 받아들이기로 했다. 무겁게 짓눌렸던 마음이 한결 가벼워졌다. 마치 날개를 단 것처럼 말이다. 그 느낌은 자유 그 자체였다. 마음의 부정이 어쩌면 나를 인정하고자 하는 역반응이었는가 보다. 인정하고 나니 훨씬 자유롭다. 그리고 가볍다.

'누구나 내가 살아온 삶이 좀 못마땅하고, 불쾌하고 그런 거 아닌가요? 우리는 그 안에 갇혀 있을 이유가 없어요!'라고 외치고 있었다. 한참을 기다리고 있는 커서처럼 나는 그렇게 내 인생을 기대감에 조망했던가 보다.

과거의 찌꺼기 감정을 던져버리자 새로운 창조가 시작되었다. 이 순간에 저항하지 않고 맞서지 않는 남겨진 에너지가 나를 채우기 시작했다. 과거의 하수인이 아닌 진정 나로 태어나는 순간이었다. 그 순간은 진정한 나였지만 어떤 한편에서는 대립하는 순간이었다. 무엇이 진리인지를 생각했다. 공황을 경험하고 충분히 깨어 있는 나를 만나는 시간이었다.

나를 객관적으로 관찰한다는 것은 내면과 외면을 바꾸고자 하는 강한 동기가 된다. 하지만 있는 그대로의 나를 본다는 것은 쉽지 않다. 그동안 나를 애써 외면했던 나를 직면해야 하기 때문이다. 고통은 진리를 깨닫고 주의를 기울이는 순간 환상이 된다. 나는 그것을 관찰하기로 했다. 감정의 오랜 고통에서 벗어나는 것에 두려움이 들었다. 어쩌면 두려움 자체가 나를 보호하고 있었다는 생각을 했다. 마음속에 요동치는 심리적 기제들은 지금에 머물지 못하고 미래의 시간여행을 한다. 그리고 걱정과 불안에 휩싸인다. 내면에 깊게 뿌리내린 방어심리를 걷어내자 현재에 머물러 있는 나를 찾았다. 있는 그대로의 모습을 인정했다.

삶은 시간 속에 존재한다. 누구나 과거 삶의 기억이 내가 원하는 방식에 꼭 들어맞지는 않는다. 과거를 부정하게 되면 '지금'을 부정하게 된다. 당연히 미래도 불행해질 수밖에 없다. 당연한 원리인 듯 보이지만 이런 시행착오로 인해 많은 시간을 낭비하고 아파한다. 내 마음속에 고민과 아픔을 채워버리면 새로운 무언가가 들어올 기회를 막아버린다. 지나간 시간의 아픈 굴레를 벗어던져야 하는 이유이다.

나에게 공황이 자라나게 했던 원인도 결국은 내가 붙잡고 놓지 못했던 과거의 마음이라는 걸 알게 되었다. 그것을 과감하게 놓아주기로 마음먹었다. '지금'이라는 현재 순간은 아무런 문제를 갖고 있지 않을 때가 많다. 마음속에서 동요되는 감정에 아무런 반응을 하지 않았다. 생각보다 어렵지 않았고 나에게는 아무런 두려움도 불안도 생기지 않았다. 편안했다.

나는 현재를 존중한다. 삶이 기쁨으로 가득하다. 현재에 충실하며 깨어 있게 되면 지금 나에게 머물러 있는 모든 것들이 소중하다. 실패는 과거에서 오고, 성공은 미래를 향한다. 나는 그것으로부터 자유롭기를 선택했다. 아등바등 살아가는 삶의 욕심도 내려놓았다. 그동안 잃어버렸던 매 순간의 감사가 나를 채운다.

나의 감정을 들여다본다. 감정이 화와 분노로 가득 차게 되면 그것은 내 마음이 저항하고 있다는 것이다. 오래 머물수록 더 많은 것을 오염시킬 수 있다. 마음속 정화가 필요한 순간이다. 손에 뜨거운 것을 계속 움켜쥐고 있으면 결과는 뻔하다. 화상을 입고 아파하며 살아가야 한다. 얼른 놓을 수 있는 용기와 선택이 필요하다.

나에게 평화를 선물하기로 했다. 있는 그대로를 인정한다는 것은 쓸데없는 불필요한 감정 소모를 줄일 수 있게 해주었다. 공황으로 인해 시작된 불안과 우울의 저변에는 삶을 온전하게 살아보고자 했던 따뜻한 온기가 남아 있었다. 서서히 삶이 변화되었다. 할 수 없는 것보다 할 수 있는 것이 많아졌고 무기력은 서서히 나에게서 멀어져갔다.

우리는 누구나 행복을 갈망한다. 행복은 미래로부터 오지 않는다. 지금 머물러 있는 충만한 감정이 현실에서 느낄 수 있는 흥미로운 경험과 심리적 만족을 가져다준다. 나는 마치 환상에서 깨어난 듯 자유로운 마음이 들었다. 그리고 무엇이든 할 수 있을 것 같은 의욕도 생겼다.

누구나 인생을 살다 보면 시련을 경험한다. 그 시련은 단단한 마음속 무기가 되고, 나를 버티게 해주는 강한 힘이 된다. 어쩌면 시련을 벗어나고자 발버둥치고 움츠리는 행동이 나를 더욱 좌절시키고 고통스럽게 할지도 모른다. 삶을 관대하게 대하는 자세 그리고 세상을 향해 당당히 걸어갈 수 있는 용기…. 나는 공황을 통해 삶의 지혜를 배웠다.

그동안 나의 가치를 외부에서 찾으려고 애쓰며 살아왔다. 하지만 그 어떤 것과도 바꿀 수 없는 소중한 보물 상자를 이미 내면 안에 갖고 있다는 것을 알았다. 망각의 오랜 잠에서 깨어나 진정한 자유를 느끼고 있다.

"나는 오직 하나의 자유를 알고 있다. 그것은 정신의 자유이다."

– 생텍쥐페리

Q & A   정신적 자유란 무엇이죠?

나를 얽매이지 않게 하는 생각의 자유입니다. 내 맘대로 무엇이든 하려는 물리적, 물질적 욕심과 다르지요. 스스로에 대한 유연한 통제가 가능한 상태… 그 안에서 진정한 자유를 느낄 수 있습니다.

내가 아팠기 때문에
당신을 도울 수 있다

진짜 위로란 무엇일까?

사는 게 녹록지 않다. 내가 간절히 원했던 삶이 때로는 의지와 상관없이 곤두박질치곤 한다. 어둡고 아픈 기억 속에 나를 꽁꽁 묶어둔 채 다시는 그 안에서 헤어나오지 못할 것으로 생각했다.

하지만 아픔의 상처는 새살을 돋게 하고 고유한 아름다움을 싹틔운다. 마치 내 삶에 새겨 넣는 지혜의 밑그림처럼 말이다. 나를 감싸고 있던 공황이라는 옷을 벗어던지고 거울 앞에 섰다. 꾸밈없이 보여지는 거울 속 나를 만나며 진정한 위로를 건넸다.

"그동안 고생했다. 괜찮아. 지금 거울 속의 나의 모습을 온전히 사랑한다."

우리가 마주하는 고난은 충격과 좌절로 감금시키려 한다. 하지만 그보다 더 고통스러운 건 그것을 견뎌내지 못할 것이라는 마음속 두려움이다. 스스로 굳게 닫아버린 깊고 어두운 방안에 갇혀 점점 더 균형을 잃어간다. 그리고 버텨내는 연습을 한다.

매일의 삶 속에서 이리저리 진동하는 파장들을 피할 수는 없다. 그 수많은 자극과 경험이 분명 선물이라고 생각한다. 예측하지 못하는 자극들이 나를 흔들 때 그 안에서 중심을 잡을 수 있도록 균형의 위치를 되잡곤 한다. 상황의 흔들림 안에서 나를 바로 세울 수 있는 좋은 기회가 된다. 그리 멀지 않은 시간에 살아 있는 나를 만나고, 나는 더 높은 곳으로 발걸음을 옮긴다.

우리는 태어나서 자라는 동안 삶을 어떻게 살아야 하는지 배우지 못했다. 부모로부터 받은 유전인자와 성격, 자라온 환경 그리고 내가 선택한 삶의 다양한 기회들 속에서 예측할 수 없는 다양한 경험을 하게 되고 그때마다 환경 속에 적응하고 새롭게 알아가야 할 많은 것을 갖게 된다.

2017년 9월, 굳이 초대하고 싶지 않은 공황이 나에게 왔다. 갑작스러운 공황의 증상들은 내 삶을 송두리째 뒤흔들어놓았다. 삶을 다 포기하고 싶을 정도로 괴로움이 연속되는 날들로 가득했다. 점점 더 무기력감에 빠져들었고, 극심한 우울과 자살 충동은 하루에도 몇 번씩 나를 들었다 났다 했다. 혼동 그 자체였다.

행복은 나에게서 멀어진 듯했고, 나는 불행의 두꺼운 이불을 뒤덮은 채 3년이 넘는 시간을 숨어 지냈다. 많이도 울었다. 세상의 억울한 사연을 혼자서 다 감싸 안은 듯 비련의 여주인공 역할을 자처했던 것이었다. 엉망진창이 되어버린 내 삶을 다시 되돌릴 수 있을까?

나는 중요한 것을 깨닫게 된다.

'내가 내 편이 되어주지 못하면 아무도 나의 편을 들지 않아.'

그것은 내가 살아가야 하는 이유, 내가 존재하는 이유를 알게 해주는 마음속 울림이었다.

새롭게 살아 숨 쉬는 오늘 하루에 많은 경이로움을 느낀다. 보고, 느끼고, 냄새 맡고…. 매 순간이 새로운 경험인 것을, 그동안 나는 철저하게 감각의 차

공황장애가 내게 가르쳐준 것들

단을 한 채 문을 닫아놓았던 것이었다.

나는 차 안에서 크게 음악 듣는 것을 좋아한다. 그 안에 자유가 있고 삶을 노래할 수 있다는 것이 무한한 행복처럼 느껴진다. 음악 속에 울려 퍼지는 다채로운 멜로디의 선율은 충분히 살아 있음을 자극한다. 자신이 좋아하는 것을 아는 것! 그리고 그것을 즐길 수 있는 것은 무료한 삶 속 힐링을 만드는 좋은 기회가 된다. 이 또한 나를 사랑할 수 있는 법을 알게 해주는 도구이기 때문이다.

공황장애에서 벗어나 새롭게 정리할 수 있는 인생 리뉴얼이 필요했다. 나는 독서와 글쓰기를 선택했다. 책을 통해 얻게 되는 많은 정보는 통찰력과 영감을 전해주었다. 그리고 글을 쓰기 시작했다. 그동안 아팠던 상처를 치유할 수 있는 승화된 방법을 제대로 찾은 것이다. 책과 글쓰기는 나에게 일종의 탈출구의 역할을 했다.

공황장애 약을 끊게 되었고 그 안에서 더 큰 자유를 누렸다. 공황장애는 내가 살아온 삶 속에서 가장 나를 힘들게도 했지만 가장 나를 성장시켜준 고마운 선물과도 같았다. 아프지 않았다면 나를 온전히 받아들이고 보게 해줄 기회를 놓칠 뻔했다. 공황으로 아팠던 경험을 통해 더 높은 곳으로 향할 수 있는 능력을 얻은 것 같았다.

지금 이 순간에도 공황으로 또는 우울로 아파하는 사람들이 얼마나 많을까? 누군가에게 털어놓지 못한 채 혼자서 아파하며 고통 속에 시달리는 삶이 얼마나 힘이 들까? 어쩌면 당신도 나와 같을지 모르겠다는 생각을 했다. 자신이 가치 없는 사람이라 느끼고 자신의 소중함을 깨닫지 못한 채 말이다.

행복이나 불행은 자신에게 책임이 있다. 다른 사람을 탓하거나 다른 것에서 이유를 찾으려고 할 때 도리어 상처받는 것은 여전히 나 자신이다.

우리는 가끔 자신이 만들어놓은 프레임 속에 많은 것을 끼워 넣으려 한다. 자신이 결정해놓은 자아상과 현실이 맞지 않을 때 무질서한 혼동을 느끼고 힘들어하는 경향이 있다. 그리고 곧 감정에 빠져든다.

어떤 일이든 상황에 따른 결과에는 그 나름대로 이유가 있다. 생각의 걸림돌이 되는 순간에서 빠르게 변화할 수 있는 사고의 유연성이 절대적으로 필요하다. 그 순간에 '나'를 관찰해야 한다. 모든 것에 중심은 바로 '나'이기 때문이다. 상황을 객관적으로 통찰하고 해결할 수 있는 의지와 자세가 너무 중요하다. 이것은 성공과 실패를 나누는 기회가 될 수 있다.

공황을 경험하고 나를 둘러싼 많은 것이 달라졌다. 가장 크게 변화된 것은 내 삶의 가치관이다. 나는 내 삶을 사랑하고 있다. 사랑의 방식을 몰라 오랜 시간 방황했고 아파했다. 내 생각의 틀을 조금 더 열어놓자 똑같은 상황이 전혀 다르게 다가왔다. 자유롭게 선택할 수 있는 기회의 창도 늘어났고, 세상과 조화를 맞출 수 있는 생각의 기준도 넓어졌다. 지금 나를 낙담하게 하는 그 어떤 것도 미래를 향해 나갈 수 있는 디딤돌이 된다는 것을 깨달았다.

인생을 마주하는 강인함은 역경을 이겨낼 수 있는 힘을 길러준다. 역으로 얘기하면 나는 많은 고통과 역경, 그것을 이겨내려고 하는 저항을 통해서 강인해지는 법을 배웠다.

우린 누구나 자신의 가치를 인정받고자 하는 욕구를 가진 채 살아간다. 자신의 말에 대한 인정, 자신의 가치에 대한 인정, 나를 특별하게 여겨주는 사랑에 목말라한다. 하지만 그 이면을 들여다 보면 나의 가치가 타인을 통해서 채워지는 오류를 갖기도 한다. 나를 벗어난 욕구의 완성은 결국 자신에게 허무를 안겨준다. 내가 나를 외면하게 되면 우리의 삶은 풍요롭지 못하다.

자신이 위대하고 가치 있는 사람이라는 것을 이해할 때 세상을 살아갈 수 있는 힘을 갖는다. 그것은 절대 어려운 것이 아니다. 지금 이 순간에 머물러 있는 나를 있는 그대로 바라보는 것이다. 잠시만 나의 내면의 목소리에 귀를 기울여라. 그리고 머물러라.

우리는 모두 자신만의 길을 떠난다. 떠나는 여정에 외로움을 느끼고 홀로 서는 법을 터득한다. 오롯이 자신에게 머물러 원하는 것이 무엇인지를 알고 집중할 수 있는 시간이 필요하다. 나를 위한 공부는 다른 외부적 압력에 담대히 반응할 수 있는 교훈을 남긴다. 오랫동안 고민하며 품어온 생각은 생명력을 갖는다. 내 삶의 기준을 만들고 더 높이 설 수 있는 힘을 전해준다.

인생을 바쁘게 살아오느라 자신에게 집중하며 보살피는 시간이 부족했다는 것을 느낀다. 나 자신을 어떻게 바라보는지에 따라서 삶을 대하는 태도도 달라진다. 운명은 나의 노력에 따라 달라진다는 것을 알게 되었다. 모든 것은 나의 결정이다.

나는 한 번도 펼쳐보지 못한 삶이라는 커다란 캔버스에 그림을 채워간다. 그 안에는 나의 경험, 가치, 행동, 감정들이 빼곡한 밑그림을 채운다. 아직은 미완성의 작품이지만 나는 충분히 아름답고 독특한 창작물을 완성할 자신이 있다. 내가 아파봤기 때문에 지금의 나를 더욱 사랑하고 당신을 도울 수 있다.

"자리에서 일어나 밖으로 나가, 온전하게 살겠다는 선택을 하자. 그렇게 당신의 여행은 시작된다." - 오프라 윈프리

공황장애가 내게 가르쳐준 것들

나를 사랑한다는 것은 나를 인정하는 것입니다. 그것이 외모든 내면이든 이 순간에 나를 있는 그대로 받아들이는 것이 중요합니다. 그리고 나에게 묻습니다. "너는 내일 어떤 모습이고 싶니? 내일 당장 만나고 싶은 나의 모습을 찾아!"

아픔은 나를 성장시켰다

나는 자연을 좋아한다. 사계절의 변화처럼 자연 역시 그 순리를 따르는 것이 매력적이다. 그래서 마음이 복잡할 땐 더욱 자연으로 향한다. 꽃내음, 풀내음, 바람의 숨결로 살아 있는 디퓨저를 내 안에 들이마신다. 한결 즐거움이 전해지고 위로가 된다. 만약 이 순간에 마음 둘 곳 없이 괴롭다면 자연의 품 안에서 풍요를 찾아보라고 권하고 싶다.

혼자 보내는 시간이 많았다. 혼자 상상하고 혼자 대답했다. 사람에게 기대하고 의지한다는 것은 나에게 사치라고 생각했다. 고독감에 빠져드는 것보다 홀로 몽상하는 것이 편안했다. 그 순간만큼은 나를 긍정하고 그 시간을 만끽할 수 있었다.

공황이 나아졌을 무렵 몸의 상태도 많이 안정되었다. 몸과 마음은 직결되기 때문에 나의 신체에 민감한 사람은 충분히 마음의 상태를 조절하는 것도 가능해진다. 반면 자신의 몸에 둔감하거나 관심을 기울이지 않으면 더 쉽게 감정에 휩싸일 수 있다. 나에게 소홀했기 때문이다.

독일의 철학자 후설은 "의식은 항상 무언가에 대한 의식이다."라고 말했다. 이 말에는 의식이 흐르는 곳에 방향성을 갖고 있고, 우리의 몸과 마음도 함께 해야 함을 강조하는 의미가 있다.

공황이 한동안 극심했을 때 직장에 병가를 냈다. 아무것도 할 수 없을 것처럼 모든 것이 무너졌다. 담당 주치의는 나에게 여행을 권했다. 나는 무작정 아무런 준비 없이 미국 여행을 떠났다. 비상약을 가득히 준비하고서 말이다.

뉴욕에 도착해 숙소에 짐을 풀고 거리로 나왔다. 혼자서 낯설고 두려운 뉴욕의 빌딩 사이를 걸었다. 아무도 나를 모르고 혼자서 남겨진 국제 미아가 된 듯했다.

한참을 걷고 있는데 백인, 흑인들이 번갈아 인사를 건넨다. 무서운 마음이 들었다. 마트에 들러 필요한 쇼핑만 간단히 하고 호텔로 들어오는데 엘리베이터 안에서도 20대로 보이는 청년이 반갑게 인사를 한다. 간단한 눈인사를 건네고 급히 호텔 룸으로 피신하듯 도망을 쳤다.

모든 것이 내 마음에서 만들어낸 허상이라는 걸 알았다. 내가 한국에 있든, 미국에 있든 굳게 닫아놓은 마음속에는 그 어느 것도 허용될 수 없는 방어벽을 철저히 쌓아두고 있었던 것이었다.

나는 방랑을 통해 고독을 즐기는 기술을 배웠다. 그리고 계속해서 걸었다. 걷고 또 걸으니 주변의 풍경이 계속 바뀌고 정신적 순화도 함께 만들어졌다. 몸이 정신과 함께할 때 얻을 수 있는 가르침이었다.

아픔은 상처만을 남기지 않는다. 상처를 이기고 다시 설 수 있는 극복의 힘은 자신을 더욱 성장할 수 있도록 디딤돌의 역할을 한다. 수면 아래 물속 깊이 잠기면 그 어떤 소음에도 방해받지 않는 고요함을 얻게 된다.

공황을 앓았던 시기가 그와 같다. 비록 내 삶의 얼마간 쉼표를 그렸지만, 그 안에서 느낄 수 있는 침묵의 시간이 지금도 여전히 나에게 에너지를 보낸다. 언제 또다시 나에게만 머물 수 있을까? 언제 또다시 내 인생을 깊게 회고

할까? 이런 침묵의 시간이 흐르면 더욱 성장하는 시간이 다가온다는 것을 알게 되었다.

성장을 위한 새로운 기회가 어떻게 찾아오는지 눈여겨볼 필요가 있다. 부정적인 무의식적 감정들이 내가 하는 모든 일에 어떤 모습으로 나타나는지도 관찰을 해야 한다. 경험을 통한 삶은 우리에게 온전한 한 사람이기를 일깨워주고 있다. 나의 선택 하나하나가 나의 인생을 헤쳐나갈 기회를 만드는 것이다.

나는 스스로에게 많은 것을 기대하라고 말하고 싶다. 물론 쉬운 것은 아니다. 자신에 대한 능력을 믿는 사람은 성장의 원동력을 얻게 된다. 결과적으로 성공 가능성을 높이는 것이다.

우리는 인생을 잘 살아가기 위해 끊임없이 자신을 뛰어난 사람으로 단련해나가야 한다. 자신의 한계치를 안다는 것은 그것을 통해 더욱 성장할 가능성도 인지한다는 것이다.

인간은 무한한 존재가 아니다. 누구든 죽음을 피할 수 없고 그것이 언제인지 알 수 없다. 라틴어 '메멘토 모리(Memento Mori)', 즉 죽음을 기억하라는 말처럼 나도 언젠가 죽을 존재라는 것을 인식하면 한정된 시간 속에서 삶을 숙고하는 자세가 달라진다. 자신의 존재를 다르게 받아들이게 되고 더욱 깊이 사색한다. 이런 자세는 '현재'를 전혀 다른 관점으로 받아들이게 되고 이 순간에 머물며 충실하게 살아갈 수 있다. 지금 이 순간 머무는 의식 수준이 미래를 결정할 수 있다.

그렇다면 의식 수준을 결정하는 것은 무엇일까? 그것은 바로 내가 진정으로 현존하는가에 달려 있다. 진정한 현존을 받아들이고 이해하는 순간 과거를 융합하고 '지금'을 허락한다.

공황은 눈에 보이지 않았다. 단지 신체적 증상을 통해 내 몸을 지각하게 했다. 정신과 몸이 하나 되는 순간이다. 나는 공황장애를 겪는 동안 가장 확실하게 나의 존재를 확인할 수 있었다. 얼마나 쉽게 내가 무너지는지를 보았고, 그동안 얼마나 내 몸에 무관심했었는지도 알았다. 어쩌면 기꺼이 외면하고 싶었던 문제들을 내 안에 깊숙이 담고 있었던 것 같다. 가장 정직하게 내 현존의 실재를 경험한 것이다.

공황으로 인해 인생이 괴롭고 한없이 무너져 내렸던 것은 사실이다. 그것은 마치 롤러코스터를 타고 내면 여행을 떠난 느낌과도 같다. 빠른 속도로 내 몸 안에서 소용돌이치는 급격한 스피드만큼 나를 받아들이고 이해하는 것도 가장 깊숙한 몰입의 순간이었다. 몸의 반응을 통해 존재를 알고 마음의 의식을 되찾는 과정이기도 했다.

우리는 많은 감각적 자극들에 반응하고 살아간다. 먹고, 마시고, 잠드는 행위부터 시작해 쾌감과 고통, 욕망과 같은 인간의 내적 감각까지 본능적 욕구를 충족하며 산다.

그렇다면 몸과 마음이 분리될 수 있을까? 붓다를 비롯한 많은 성자는 금식과 고행을 통해 육신을 부정하고자 했지만 결국은 항상 본질적인 변화 과정이 몸에서 시작된다는 깨달음을 전하고 있다. 많은 사람이 공황은 마음의 병이라고 알고 있지만, 그것은 몸을 통해 증상을 확인시킨다. 약물치료를 받고 상담을 통한 인지치료를 받아도 결국은 행동의 변화, 즉 몸의 변화가 가장 확실하게 그 결과를 보이게 된다.

몸 안에서 시작된 공황의 증상이 나는 몸의 저항이라고 말하고 싶다. 마음은 무상하고 유한하다. 몸은 나 자신의 본질이며 실재이다. 나는 이 깨달음을 얻은 후에야 비로소 자유롭게 공황을 놓아줄 수 있었다. 마음은 내면의 나의 몸이라는 것을 알게 해주었다.

나의 몸에 관심을 기울이면서 많은 변화가 생겼다. 공황의 가장 큰 문제였던 호흡을 조절하는 방법도 알게 되었다. 약을 끊었다고 해서 공황이 완전히 치유된 것은 아니다. 언제든 시시때때로 심장의 통증도 올라오고 호흡의 어려움도 느낄 수 있다.

나는 이전처럼 더 이상 당황해하지 않는다. 내 몸에 집중하게 된 후로 호흡 역시 컨트롤이 가능해졌기 때문이다. 여전히 신기한 변화라고 느끼고 있다.

나는 일부러 고요함을 내 안으로 초대한다. 고요함의 공간이 나를 채우면 조금 더 집중해서 나를 볼 수 있다. 마음의 간섭이 없을 때 나의 존재를 느낄 수 있고 깊은 에너지를 채운다. 건강한 에너지가 나를 채울 때 전혀 다른 일상의 행복을 느끼게 된다.

이런 충전의 시간이 있고 나면 일상에서의 활동에도 자유를 얻는다. 여전히 주의를 기울여 나에게 머물고 있다. 내가 내 마음을 이끄는 주인이 될 때 심리적 안정도 함께 따른다.

니체가 말했다.

"행복도 훈련받아야 한다."

공황이 나에게 온 건 나의 존재에 대한 깨달음을 일깨워준 커다란 이벤트였다. 스스로의 정체감을 잃어버리고 방황하던 삶에 내가 어떤 존재로 어떻게 살아가야 할지를 알게 해준 나침반과도 같다.

"혁명은 항상 거대해야 하는 것일까요? 사회적 역동성을 살펴보면 아주 사소한 것에서부터 변화가 촉발되어 점차 거대한 산사태와 같은 변화가 이뤄진다는 것을 알 수 있습니다." - 슬라보예 지젝, 『나는 누구인가?』 중에서

Q & A   마음의 병이 깊어 한 발짝도 세상에 나가기가 두려워요.
_____

마음의 병이 하루아침에 좋아지기는 어렵습니다. 당연히 세상이 아득하기만 하지요. 좋아하는 음악이 있나요? 좋아하는 취미가 있으신가요? 이어폰을 귀에 꽂고 음악을 들으며 바깥 공기를 쏘일 수 있는 것, 취미가 있어 버스를 타고 그곳에 이동할 수 있는 것…. 작은 발걸음의 시작이 나의 두려움을 감싸줍니다.

05

이제는 무엇이든 할 수 있다

나는 책을 쓰며 굳이 마주하고 싶지 않았던 나를 소환했다. 아픔이 가슴 위로 올라와 쓰나미처럼 나를 휘저어놓았다. 울고 또 울었다. 죽음밖에는 가련한 이 사람을 구원해줄 것이 없다고 생각했는데 크나큰 내 생각의 오류였다. 죽음이 내 맘처럼 쉬운 것이 아니었기에, 이왕 살아야 한다면 나는 품격 있는 삶을 선택했다. 정신을 차렸다. 탄력 없는 몸과 다크 서클 가득한 눈빛이 나의 병을 대변하는 듯했다. 결심을 했다. 새로운 인생이 나를 새로운 세상으로 초대할 것이라는 기대를 했다.

인간의 감정적 반응은 기계와는 엄연히 다르다. 똑같은 자극이 와도 그것을 받아들이고 반응하는 데 질적인 차이를 갖게 된다. 마음의 상처 역시 다르지 않다. 뉴스를 통해 접하는 수많은 사건 사고들을 보면 사람이 얼마나 다양한 방식으로 삶을 주도하고 대처하며 살아가는지를 엿볼 수 있다.

인간에게는 자유의지가 있다. 그것은 행위의 결과를 떠나 나 스스로 어떤 선택을 하였는지에 대한 설명력을 갖는다. 분명 나의 행동에는 내가 선택한 자유의지가 원인이 된 부분이 있다. 목적론적 관점에서 설명하자면 화가 나서 소리를 지르는 것이 아니라 소리를 지르기 위해 화를 낸다는 것이다. 무엇을 행하기 위해서 목적과 의도가 분명히 존재한다.

그렇다면 공황은 어떠한가? 신체적 증상으로 발현되기 이전 선행됐던 심리적 위기감이 내적으로 불안과 공포를 일으키고 그에 대한 방어적 태도로 공황의 여러 증상을 보이게 된다.

『굿바이, 공황장애』에서는 공황장애 환자들의 건강에 대한 불안이 결국 자신에 대한 건강 열등감에서 비롯된다고 설명한다. 이를 해결하기 위해서는 자신감을 키울 수 있는 자기 조절 방법들을 알아가는 것이 필요하다고 강조하고 있다.

공황이 나에게 가져다준 이득이 많다. 어쩌면 평생을 놓치고 살았을지도 모를 숨겨진 나의 문제를 확인하고 직면하는 기회가 된 것이다. 나는 공황장애 극복을 통해 삶의 태도를 변화시켰다.

첫 번째, 나 자신을 이해하고, 타인의 이해를 갖게 되었다. 공황이 있기 전 나는 이 세상에서 나를 가장 잘 이해하고 있다고 착각했었다. 그것은 인지적 오류였다. 나의 감정, 생각에 대해 깊이 있는 통찰을 하지 못했다. 어쩌면 회피하며 살아왔는지도 모른다. 애써 외면해온 감정들에 대해 알아차리기 위해서는 경험을 통한 훈련이 필요했다. 내가 짜증이 나고 답답함을 느낄 때 어김없이 마음속에서 동요되는 불안을 느끼는 것도 새로운 경험이었다. 공황과 함께한 시간에 더욱 나에게 머물며 작은 생각과 감정들에 관심을 기울이자 다른 사람을 바라보는 시각에도 깊이가 달라진다는 것을 알게 되었다.

두 번째, 감정의 힘이 자라났다. 공황은 복잡하고 다양한 증상들에 의해 더욱 좌절되고 불안한 정서적 곤란을 경험하게 한다. 하지만 그 증상들과 대면하고 회복하기 위한 노력을 기울였을 때 사소한 정서적 감정에도 관대하게 대처하는 나를 발견했다. 그것은 감정 조절에 큰 효과를 보여주었다.

세 번째, 스트레스 관리가 수월해졌다. 공황장애 환자들은 스트레스 취약성을 갖고 있다는 연구 결과가 있다. 그만큼 스트레스에 낮은 역치를 보이기

공황장애가 내게 가르쳐준 것들

때문에 쉽게 지치고 쉽게 무너진다. 하지만 정서적 조절과 자기 이해가 깊어지게 되면 얼마든지 스트레스를 관리할 수 있는 능력을 갖추게 된다. 똑같은 스트레스 상황에 놓이게 되더라도 반응하는 정도가 확연히 차이가 난다.

인생을 살아가다 보면 뜻하지 않는 난관에 봉착할 때가 많다. 상당히 많은 부분에서 완전한 답을 찾지 못할 때가 허다하다. 여기서 흥미로운 것은 어떤 일이 발생하였을 때 자기의 생각이 얼마나 그 결과에 지대한 영향을 미치는지에 대해 연구한 결과가 있다.

스웨덴 연구팀은 심장마비와 뇌졸중 환자가 암으로 진단을 받은 이후 사망 위험이 증가했다는 것을 밝혔다. 일반인들과 비교해 무려 11.9배 증가했다고 한다. 이는 자신들이 가지고 있는 기저질환과 절망 사이에 얼마나 강력한 연관 관계가 있는지를 입증하는 중요한 대목이다.

많은 사람이 자신이 더 이상 삶을 살아갈 가치가 없다고 믿게 되면 자기 충족 예언이 되어 그와 같은 결론을 이끈다고 한다. 실제로 미국에서 진행된 연구에서는 인간이 극심한 절망감을 느낄 때 치명적인 심장마비 발생률이 두 배 이상 증가한다고 밝혔다.

우리가 공포, 분노와 같은 감정을 경험할 때 아드레날린과 같은 스트레스 호르몬이 분비된다. 위트스타인 박사는 "극도로 높은 스트레스 호르몬이 분비되면 인간은 심장마비를 일으킬 수 있고 간혹 어떤 경우에는 목숨을 앗아가는 데 충분한 기여를 한다."라고 전한다.

인간은 절망에 놓이면 더 이상 살아갈 가치를 잃어버리게 된다. 절망에 빠져든 심리적 위축감은 무기력을 낳는다. 그것은 투쟁과 도피와 같은 생존능력을 위협하고 좌절을 가져오고 포기하게 한다. 이 얼마나 무서운 말인가? 인간의 감정이 죽음까지도 이끌 수 있는 어마어마한 위력을 갖고 있는 것이다.

나 역시 공황장애를 겪으며 수없이 많은 좌절과 포기를 경험했다. 하지만 나의 깊은 내면에서 울려 퍼지는 생존에 대한 욕구가 더 이상 나를 파멸시키지 않았다. 절망과 포기라는 부정적 감정은 오히려 '희망'이라고 하는 씨앗을 자라나게 했다. 그 안에는 나의 노력, 의지도 함께했고 나에게 도움의 손길을 건네는 조력자의 역할도 있었다.

어두운 절망의 그늘을 걷어내는 순간, 나를 살게 하는 삶의 희망은 영원히 나와 함께한다. 경험은 나에게 많은 것을 가르쳐주었다. 내가 삶을 통제할 수 없다고 생각했을 때는 내 삶이 외부적 상황에 이끌렸다. 아니 정확히 말하면 휘둘린 것이다. 하지만 공황장애를 견뎌내고 건강을 되찾은 이후의 삶은 180

도 달라졌다. 더 이상 타인이나 외부 상황에 의해 쉽게 무너지지 않는다. 이것은 내 삶을 스스로 통제할 수 있다고 믿는 나의 새로운 가치이다.

인간은 어떤 정서 상태를 지니는지에 따라 삶을 대하는 태도 역시 전혀 다르게 나타난다. 기쁨과 환희 같은 긍정적 정서만이 우리가 선호하는 감정일까? 아니다. 곤란하고 어려운 상황에서 느끼는 걱정과 불안은 지극히 정상적인 반응일 수 있다. 우리는 자신의 감정에 솔직해질 필요가 있다. 그리고 그것을 잘 표현하는 기술도 알아야 한다. 억제된 감정이 오히려 독을 만든다.

나는 감정표현에 무척 서툴렀다. 억제된 감정을 속으로 억누르며 살아왔다. 그 결과 공황장애를 경험했던 것이었다. 정서 조절에 대한 정확한 자기 이해는 훨씬 더 건강한 신체를 유지하는 데 긍정적인 기여를 하게 될 것이다. 현재 자신이 처한 상황에 따라 맥락에 맞는 정서 표현을 하는 것은 인간 뇌 기능의 안정화에도 중요한 역할을 한다.

공황이 내게 선물해준 또 다른 이득이 있다. 바로 '힘을 빼는 연습'을 알게 해주었다. 결혼 후 줄곧 공부만 하고 살아온 나에게 펼쳐진 삶이란 초보인 생이었다. 부족함을 인정하는 것이 서툴렀고 늘 잘하려고 애쓰는 모습으로 에너지를 사용했다. 사람과의 관계에서도 갈등이 유발되는 상황은 극도로 피하고 싶었다. 회피였다. 하지만 내 안에서 일어나는 반응은 달랐다. 항상 앞만 보고 전력 질주하는 카레이서와 같이 쉼이 없었다. 늘 불안하고 초조한 긴장감이 나를 이끌었다.

공황은 나에게 많은 것을 알게 했다. 미처 내가 알지 못하던 그동안 살아온 삶의 패턴을 이해하게 되었고 그 많은 긴장감 속에서 얼마나 힘들었을지… 나를 위로하는 시간도 만들어줬다.

더 이상 긴장하지 않는다. 전력 질주를 멈출 수 있다. 나에게서 힘을 빼는 순간 자유롭게 내가 선택하고 할 수 있는 것이 더욱 많아졌기 때문이다. 이제는 무엇이든 할 수 있다.

Q & A
자신감이 없어요.
내가 무능력하게 느껴지는데 어떻게 하면 좋을까요?

이 세상에 태어나서 오늘까지 잘 살아와준 당신에게 정말 대단하고 훌륭하다고 칭찬합니다. 힘든 것, 어려운 과정을 잘 견뎌오셨잖아요. 절대 무능력하지 않답니다. 잠시 아파서 쉼이 필요한 거예요. 내 이름 세 글자를 종이에 크게 써보세요. 그리고 삼행시를 작성해봅니다. 당신은 무엇이든 할 수 있는 능력이 있어요.

06

세상은 생각보다
살아볼 만하다

누군가 나에게 묻는다.

"당신은 세상을 신뢰할 수 있습니까?"

내 마음을 잘 몰랐다. 정확히 얘기하면 이해할 수 없었다. 나를 모르는데 세상을 이해한다는 것은 더욱 어려웠다. 그렇게 한 발짝 나에게 가까이 다가 갔다.

인간은 사회적 관계 속에서 자신의 존재를 배우고 성장한다. 내가 세상의 중심에 있을 것이라는 기대는 일찌감치 내려놓았다. 어쩌면 완성되지 않은 나를 부정하고 있었는지도 모른다. 자신의 존재를 인정하지 않게 되면 다른 사람과의 관계도 회피하는 특성을 보인다. 두려운 것이다. 우리는 사회를 떠나서 살 수 없다. 아들러는 이것을 공동체 감각이라고 했다. 공동체라는 것은 사람과 사람 사이의 대인관계를 의미한다. 당연히 나와 무관할 수 없다.

인간의 성장 과정은 사회화 과정에 중요한 영향을 미친다. 그래서 주된 양육자인 어머니의 역할은 한 사람의 성장과 발달에 매우 중요하다. 주된 양육자와의 친밀감과 신뢰가 그 아이가 성장하고 어른이 되었을 때 다른 사람을 얼마나 수용하고 신뢰할 수 있는지를 결정한다. 나에 대한 관심이 지나쳐 자신에게 집착할 때 자칫 자기 파괴적인 정서를 가질 수 있다. 다른 사람을 이해하고 받아들이는 것이 결여되어 자기중심적인 사고에 빠지게 된다.

공황이 극심했을 무렵, 나는 세상을 신뢰하지 않았다. 자연스럽게 나에게 집중하는 일과가 계속 되었고 모든 생각이 더욱 내 안에 고립됐다. 삶의 균형이 무너졌다. 당당함과 성취감을 잃어갔다. 그것은 조화를 잃었기 때문이었다. 나의 존재뿐만이 아니라 타인과 함께하는 삶 안에서 만들어지는 기대와 가치는 그 이상의 힘을 지닌다고 생각했다. 그렇게 서서히 바깥세상을 둘러보았다.

공황장애가 내게 가르쳐준 것들

주관적인 공간에 갇혀 있던 생각의 틀이 조금씩 확장됐다. 중심의 축도 달라지기 시작했다. 훨씬 더 유연한 생각과 감정의 변화를 느끼고 있었다. 인생이란 과제에 도전할 수 있는 마음의 용기도 생겼다. 내 생각과 행동이 바뀌자 세상도 달라져 보이고, 다른 사람에 대한 판단도 새로워졌다. 내가 할 수 있는 일이 무엇일지 고민하기 시작했다. 삶을 건강하게 살아보고자 하는 고민이 시작된 것이다.

생각의 틀을 내 안에 가두게 되면 세상의 관점도 그만큼 좁혀진다. 가정, 직장, 사회 안에서 마주치는 관계적 틀이 무너지기 쉽다. 회피가 잦아지고 나 자신도 중심 없이 흔들리게 된다. 인간은 혼자가 될 수도 없고, 홀로 살아갈 수도 없다.

내가 어떤 자극이 싫어서 그것을 피하려고 하면 할수록 더욱 그 안에 고립되는 것을 경험한다. 단지 그 자극을 한 순간 미뤄놓을 뿐이란 걸 깨달았다. 도피하는 삶이 어떤 방향으로 갈까? 결과는 뻔하다. 모든 것을 잃어버리고 자기 존재도 사라진다는 것을 알게 되었다.

이제 막 걸음마를 배우는 아기는 한 걸음 한 걸음이 두렵고 조심스러운 반면 더 넓은 세상으로 걸어나가기 위한 호기심을 배운다. 성인이 되어서도 다를 것이 없다. 걸음마를 잠시 잊어버렸다면 다시 배우면 되는 것이다. 겁이 나고 두려웠던 감정이 막상 행동으로 실행됐을 때 더 많은 인연과 축복의 기회들이 나를 기다리고 있다는 것을 경험할 수 있다. 더 넓은 세계가 나를 위해 멋진 그림을 펼치고 있다.

자신의 의지가 강하다면 못할 것이 없다. 내가 서른한 살의 나이에 대학에 입학하고 교수가 되기까지의 삶이 그러했다. 물론 난관도 많았다. 공부가 내 맘처럼 되지 않아 밤샘 공부에 빈혈이 생기기도 하고, 박사논문이 제대로 써지지 않아 주변 사람들에게 조언을 구하며 많은 도움을 받기도 했다. 교수가 되기까지 나를 이끌어준 감사한 분들도 너무나 많다.

모든 것은 나의 의지가 다른 사람의 마음을 감동시키고 우주의 힘이 다시 나를 좋은 세상으로 이끄는 것이라고 느낀다. 나는 천주교 신자이다. 기도를 비롯한 간절한 바람이 그분의 은총으로 나를 이끌게 한 것임이 틀림없는 사실이다.

나에 대한 가치가 달라졌다. 타인과 외부 세상을 바라보는 관점이 바뀌면서 나에 대한 관점도 변화됐다. 나를 칭찬하고 나에게 용기를 북돋는 말을 언어로 전했다. 시시때때로 전했다. 아침에 눈을 뜨고 거울을 보며 말했다.

"오늘 아침도 밝은 모습 고마워."

출근길 차 안에서도 말했다.

"오늘 있을 중요한 과제는 걱정 없이 순조롭게 잘할 수 있어."

직장에서도 거울을 보며 말했다.

"학생들과 수업을 할 때도 즐겁고 감사한 마음을 담아 잘할 수 있어."

퇴근길 운전 중에도 말했다.

"지금 책 쓰는 것도 문제없이 자신감 있게 잘 완성할 수 있어."

언어의 힘은 놀랍다. 내 목소리, 나의 언어가 더욱 용기 나게 하고 실제로 말처럼 움직이고 있는 나를 보게 된다. 그 어떤 격려보다도 더 큰 힘을 준다.

우리는 무엇인가를 생각할 때 중얼거리는 행동을 한다. 밖으로 표출된 말은 입의 근육과 혀의 움직임을 타고 뇌를 자극한다. 뇌의 감각적 정보가 전달된 후에는 이전의 경험을 토대로 분석하고 사색하는 과정을 거친다. 이것이 경험을 말로 전할 때 뇌의 통합되는 원리를 활용하는 효과적인 방법이다. 예측도 하게 되고, 상상도 한다.

그리고 그것은 현실로 이루어질 가능성을 높인다. 몸과 마음이 하나 되는 과정이다. 나는 요즘도 자신감이 떨어지고 위축되는 마음이 들 때면 자주 이 방법을 사용하고는 한다.

언어와 행동, 사색하는 기능은 우리의 삶의 질을 높이는 좋은 자원이 된다. 나 자신을 믿고 행동한다는 것은 생각하는 사고를 신체와 연결 짓는 정신작용으로 이어질 수 있다.

선물을 싫어하는 사람은 없을 것이다. 내가 받는 선물도 좋지만 다른 사람에게 전하는 감사를 담은 설렘이 더욱 나를 감동시킨다. 요즘 나는 나에게 자주 선물을 한다. 달달한 커피 한잔을 정성스럽게 건네기도 하고, 지적 성장을 위해서 강연 티켓을 선물하기도 했다. 기회가 되면 책 쓰기와 관련한 여러 강연에도 참석하고 있다. 마치 언제 내가 공황장애 환자로 세상을 등지고 움츠러들었었는지 망각할 정도로 바쁜 삶을 보내고 있다. 이것이 내가 삶을 포기하지 않고 살아 숨쉬는 이유다.

미처 몰랐다. 공황의 늪에서 헤어나오지 못할 때는 '여기서 나는 끝인가 보다.'라며 절망했다. 하지만 나의 강한 의지와 절대 기도의 응답이 나를 살아 숨 쉬게 한다. 더욱 탄탄해진 인생을 만들어나가고 있다.

좌절은 포기하라고 있는 것이 아니다. 그것을 견뎌내고 극복해서 성장하기 위한 밑거름이 되어준다. 물론 나의 선택 의지에 따라 달라진다.

우리가 미처 놓치고 살았던 보물찾기처럼 인생 안에는 끝없이 숨겨진 보물 티켓이 이곳저곳에 담겨져 있다. 모든 것이 계획대로 순조롭다면 우리는 그 티켓을 찾는 것에 큰 기대감을 갖지 못할 것이다. 나의 노력과 호기심, 그리고 끝없이 도전하는 열정 속에 내가 찾을 수 있는 보물들은 어마어마하게 달라진다.

행복은 멀리 있는 것이 아니다. 이미 내가 만들어온 삶의 경험과 앞으로 내가 일궈가야 할 수많은 기회들을 통해 얼마든지 파노라마의 빛깔은 차이가 난다. 아픔은 부끄러운 것이 아니다. 오히려 나를 자극하고 성장시킨 엑기스 비타민과 같다.

나는 오늘도 보물찾기를 위해 열심히 호기심과 희망을 자극한다. 세상은 생각보다 살아볼 만하다.

"감정의 기도는 말도, 손짓도, 그 어떤 물리적 표현도 필요 없다.
단지 기도가 이미 응답을 받은 것처럼
분명하고 강력한 느낌이 피어나도록 유도할 뿐이다.

우리는 이 신비한 '언어'를 통해서 몸을 치유하고

친구와 가족에게 내리는 풍요로운 축복을 느끼며

나라 사이에 퍼지는 평화의 기운을 체험하는 것이다."

– 『절대 기도의 비밀』중에서

Q & A 　　　　　살아가는 희망이 없어요. 모든 게 절망적이에요.

오늘을 잘 보내셨네요. 희망은 오늘 하루, 지금에서 시작합니다. 당신은 분명 이 세상에 존재하고 있고 나와 그리고 다른 사람에게 그 존재를 당당히 알리고 있습니다. 살아 있다는 것은 무엇을 할 수 있는 기회가 있다는 것입니다. 지금을 기대하고, 내일을 기대하세요. 그리고 말로 전하세요. "나는 부자를 원해요. 나는 행복을 간절히 바라요."

07

나는 누구보다 더욱 행복하다

나를 결정하는 것은 누구일까? 그 답을 찾기 위해 오랜 시간을 방황했다.

2019년 8월 10일 메모장에 적어놓은 일기이다.

"나 자신을 받아들이는 것

있는 그대로 수용할 수 있다는 것

그것은 나에 대한 존중을 의미한다.

공황과 우울을 그토록 멀리 떠나보내고 싶을 만큼 거머리 같을지라도…

떼어 내려고 하면 할수록 더욱 더 밀착되는 것을 느낄 수 있다.

그래서 관점을 바꿔보았다.

그것도 내게 온 내 몸과 마음의 일부라고,

친해져야 하고 보살펴줘야 한다고,

얼마나 더 내게 머물지 몰라도

그동안 충분히 어루만져줘야 한다고,

그렇게 생각하니 그 친구가 가여워졌다.

내게 머물 날이 그리 길지 않을 것이라는 생각 때문이다."

이후로도 공황은 더 오랜 시간을 나와 함께했다.

우리는 많은 시간을 행복에 목말라하며 그것을 강구하려 한다. 그렇다면 행복과 불행은 양립적인 관계인가? 또한 긍정과 부정은 이원론적으로 설명할 수 있는가? 그것을 완전하게 그릴 수 있다면 더 이상 아파할 필요가 없다.

꽤 많은 사람들이 실패와 상실, 아픔을 통해 한계를 깨닫고 그 경험의 결과를 위대한 스승으로 생각한다. 나 또한 그렇다. 기꺼이 포장하며 살아온 거짓 자아를 벗어버린 듯 홀가분한 기분까지 든다.

우리는 목표와 목적을 따르고 오차를 줄이려 많은 애를 쓰며 살아간다. 그 안에는 욕망과 고통이 함께 존재한다. 시행착오를 남기는 인생에 머물 당시에는 부정적인 자괴감에 빠져들기도 하지만 결국은 교훈을 남겨준다. 허구와 실재를 구분할 줄 아는 지혜를 전한다.

나는 공황으로 아팠던 시간을 부정하고 싶지 않다. 2019년에 남겨놓은 일기장처럼 충분히 나에게 좋은 스승이 되어주었기 때문이다. 아파했던 나를 용서하고 어루만져준다. 마음의 저항을 깨닫게 하였고, 내 안에서 외치고 싶었던 자의식의 통찰도 가져다주었다.

모든 것을 받아들이니 마음의 평화가 찾아왔다. 때로는 우리가 살아가는 인생이 드라마처럼 느껴진다. 작가가 써놓은 스토리처럼 내 인생이 수동적으로 흘러가는 것 같았기 때문이다. 나는 여기서 나의 에고(ego)를 느낀다. 현재의 순간을 알고 지금을 살아간다.

지금의 나는 매우 고요하다. 더 이상 걱정이 내게 머물지 않기 때문이다. 불안도 멀어졌다. 온전히 현재에 머무는 내 안에 집중한다. 미래만 생각하고 달려온 인생에 쉼표가 필요했다. 그동안 나를 보살피지 않아 내 몸이 아팠고 마음도 동조했다.

힘들 땐 잠시 모든 것을 내려놓으라고 말하고 싶다. 걱정, 근심, 불안, 우울…. 그동안 나에게 친구 같았던 이 모든 것을 나는 자유롭게 놓아주었다. 나를 묶어두었던 긴장이 사라지고 호흡도 가다듬어진다. 이 순간만큼은 가장 건강하다고 느끼고 있다.

고백할 것이 있다. 내가 책을 쓰기로 마음먹었던 건 일종의 한 가지 스펙을 쌓아올리는 것이라고 생각했다. 작가가 되기로 결심하고 책을 써내려 가는 과정에서 나는 많은 것을 내려놓게 되었다. 마치 아기를 잉태한 산모처럼 3년 반이라는 공황의 시간을 가슴에 품고 글을 쓰는 산고의 통증을 극심하게 느꼈다. 그 이상도 그 이하도 아닐 만큼 나는 모든 것을 책을 쓰며 품어냈다. 두려움을 내려놓고 이 순간에 커다란 존재로 나를 느끼고 있다.

요즘 대부분의 자동차 안에는 내비게이션이 설치되어 있다. 과거와 다르게 우리는 물질적인 풍요 속에 그 혜택을 톡톡히 누린다. 그런데 가끔은 이 기계가 말썽을 부려 잘못된 길을 안내할 때가 있다. 한참을 돌아오며 투덜투덜 기계에 대고 하소연을 퍼붓는다. 정말 웃음이 나오는 순간이다. 혜택을 본 감사는 잊어버리고 금세 푸념을 하고 있으니 말이다.

우리 살아가는 인생도 이와 비슷하다. 많은 것을 누리며 편안했던 기억은 어느 새 망각한 채 잠시의 불편감에 부정적인 감정을 휙 하니 내뱉어버린다. 그것이 일상이 되어버리면 더욱 심각한 상태에 이른다. 내가 살아온 삶의 전

공황장애가 내게 가르쳐준 것들

체를 부정해버리는 말도 안 되는 오류를 보이기도 한다. 기계 못지않게 사람도 망가지기 일쑤다.

지금 나는 나에게 가장 가까이 귀를 기울인다. 내가 진정으로 원하는 것이 무엇인지를 묻고 있다. 스스로 닫아두었던 마음의 철창을 걷어두는 순간이다. 내 마음속 깊은 곳에 느껴지는 속삭임에 대답한다.

"너 무엇을 기대하니?"
"응, 난 말이야… 지금 이 순간에 머물러. 그리고 지금을 기대해."

나는 누구보다 더욱 행복하다.

Q & A   행복이라는 것이 너무 거창하고 막연하게 느껴져요. 행복이 무엇인가요?

맞습니다. 행복은 무형의 가치가 큰 의미를 갖고 있지요. 지금 눈앞에 보이는 것이 무엇인가요? 지금 귓가에 들리는 소리는 무엇이죠? 어떤 향기를 느끼나요? 당신의 감각이 온전하기에 당신 곁에 머무는 다양한 느낌을 전해 받는 것입니다. 행복은 이렇듯 내 곁에 계속 머물고 있습니다.